U0232435

大数据驱动的管理与决策研究丛书

全景式个性化
心血管健康管理知识库研究

张朋柱　张威强　刘宇川／著

国家自然科学基金重大研究计划重点项目（91646205）研究成果
国家社会科学基金重大项目（21ZDA105）研究成果
上海交通大学行业研究院资助出版

科　学　出　版　社

北　京

内 容 简 介

本书基于知识库理论对个体心血管健康管理进行了研究。结合心脑血管疾病预防与治疗的方法特点，考虑患病人群的个体身体情况特殊性及所处环境的复杂性，提出了一种科学有效的全景式个性化心血管健康管理方案推理方法。通过分析影响心血管健康管理的主要因素和个体所处环境的主要场景，设计并构造健康管理知识库，主要包括运动、饮食、起居、用药等方面。在知识库的基础上，进一步研究如何将方案量化细化，使其在科学性的基础上具有可实施性。

本书适合具有信息系统相关知识基础并且对心血管健康管理领域感兴趣的读者阅读参考。

图书在版编目（CIP）数据

全景式个性化心血管健康管理知识库研究 / 张朋柱，张威强，刘宇川著. —北京：科学出版社，2024.5
（大数据驱动的管理与决策研究丛书）
ISBN 978-7-03-078062-1

Ⅰ. ①全⋯ Ⅱ. ①张⋯ ②张⋯ ③刘⋯ Ⅲ. ①心脏血管疾病–诊疗–研究 Ⅳ. ①R54

中国国家版本馆 CIP 数据核字（2024）第 040223 号

责任编辑：郝 悦 / 责任校对：贾娜娜
责任印制：张 伟 / 封面设计：有道设计

科学出版社 出版
北京东黄城根北街16号
邮政编码：100717
http://www.sciencep.com

北京中科印刷有限公司印刷
科学出版社发行 各地新华书店经销

*

2024 年 5 月第 一 版 开本：720×1000 1/16
2024 年 5 月第一次印刷 印张：12 1/2
字数：255 000
定价：156.00 元
（如有印装质量问题，我社负责调换）

丛书编委会

主　编

　　陈国青　教　授　清华大学

　　张　维　教　授　天津大学

编　委（按姓氏拼音排序）

　　陈　峰　教　授　南京医科大学

　　陈晓红　教　授　中南大学/湖南工商大学

　　程学旗　研究员　中国科学院计算技术研究所

　　郭建华　教　授　东北师范大学

　　黄　伟　教　授　南方科技大学

　　黄丽华　教　授　复旦大学

　　金　力　教　授　复旦大学

　　李立明　教　授　北京大学

　　李一军　教　授　哈尔滨工业大学

　　毛基业　教　授　中国人民大学

　　卫　强　教　授　清华大学

　　吴俊杰　教　授　北京航空航天大学

　　印　鉴　教　授　中山大学

　　曾大军　研究员　中国科学院自动化研究所

总　　序

　　互联网、物联网、移动通信等技术与现代经济社会的深度融合让我们积累了海量的大数据资源，而云计算、人工智能等技术的突飞猛进则使我们运用掌控大数据的能力显著提升。现如今，大数据已然成为与资本、劳动和自然资源并列的全新生产要素，在公共服务、智慧医疗健康、新零售、智能制造、金融等众多领域得到了广泛的应用，从国家的战略决策，到企业的经营决策，再到个人的生活决策，无不因此而发生着深刻的改变。

　　世界各国已然认识到大数据所蕴含的巨大社会价值和产业发展空间。比如，联合国发布了《大数据促发展：挑战与机遇》白皮书；美国启动了"大数据研究和发展计划"并与英国、德国、芬兰及澳大利亚联合推出了"世界大数据周"活动；日本发布了新信息与通信技术研究计划，重点关注"大数据应用"。我国也对大数据尤为重视，提出了"国家大数据战略"，先后出台了《"十四五"大数据产业发展规划》《"十四五"数字经济发展规划》《中共中央 国务院关于构建数据基础制度更好发挥数据要素作用的意见》《企业数据资源相关会计处理暂行规定（征求意见稿）》《中华人民共和国数据安全法》《中华人民共和国个人信息保护法》等相关政策法规，并于 2023 年组建了国家数据局，以推动大数据在各项社会经济事业中发挥基础性的作用。

　　在当今这个前所未有的大数据时代，人类创造和利用信息，进而产生和管理知识的方式与范围均获得了拓展延伸，各种社会经济管理活动大多呈现高频实时、深度定制化、全周期沉浸式交互、跨界整合、多主体决策分散等特性，并可以得到多种颗粒度观测的数据；由此，我们可以通过粒度缩放的方式，观测到现实世界在不同层级上涌现出来的现象和特征。这些都呼唤着新的与之相匹配的管理决策范式、理论、模型与方法，需有机结合信息科学和管理科学的研究思路，以厘清不同能动微观主体（包括自然人和智能体）之间交互的复杂性、应对由数据冗余与缺失并存所带来的决策风险；需要根据真实管理需求和场景，从不断生成的大数据中挖掘信息、提炼观点、形成新知识，最终充分实现大数据要素资源的经济和社会价值。

在此背景下，各个科学领域对大数据的学术研究已经成为全球学术发展的热点。比如，早在 2008 年和 2011 年，*Nature*（《自然》）与 *Science*（《科学》）杂志分别出版了大数据专刊 *Big Data: Science in the Petabyte Era*（《大数据：PB（级）时代的科学》）和 *Dealing with Data*（《数据处理》），探讨了大数据技术应用及其前景。由于在人口规模、经济体量、互联网/物联网/移动通信技术及实践模式等方面的鲜明特色，我国在大数据理论和技术、大数据相关管理理论方法等领域研究方面形成了独特的全球优势。

鉴于大数据研究和应用的重要国家战略地位及其跨学科多领域的交叉特点，国家自然科学基金委员会组织国内外管理和经济科学、信息科学、数学、医学等多个学科的专家，历经两年的反复论证，于 2015 年启动了"大数据驱动的管理与决策研究"重大研究计划（简称大数据重大研究计划）。这一研究计划由管理科学部牵头，联合信息科学部、数学物理科学部和医学科学部合作进行研究。大数据重大研究计划主要包括四部分研究内容，分别是：①大数据驱动的管理决策理论范式，即针对大数据环境下的行为主体与复杂系统建模、管理决策范式转变机理与规律、"全景"式管理决策范式与理论开展研究；②管理决策大数据分析方法与支撑技术，即针对大数据数理分析方法与统计技术、大数据分析与挖掘算法、非结构化数据处理与异构数据的融合分析开展研究；③大数据资源治理机制与管理，即针对大数据的标准化与质量评估、大数据资源的共享机制、大数据权属与隐私开展研究；④管理决策大数据价值分析与发现，即针对个性化价值挖掘、社会化价值创造和领域导向的大数据赋能与价值开发开展研究。大数据重大研究计划重点瞄准管理决策范式转型机理与理论、大数据资源协同管理与治理机制设计以及领域导向的大数据价值发现理论与方法三大关键科学问题。在强调管理决策问题导向、强调大数据特征以及强调动态凝练迭代思路的指引下，大数据重大研究计划在 2015～2023 年部署了培育、重点支持、集成等各类项目共 145 项，以具有统一目标的项目集群形式进行科研攻关，成为我国大数据管理决策研究的重要力量。

从顶层设计和方向性指导的角度出发，大数据重大研究计划凝练形成了一个大数据管理决策研究的框架体系——全景式 PAGE 框架。这一框架体系由大数据问题特征（即粒度缩放、跨界关联、全局视图三个特征）、PAGE 内核〔即理论范式（paradigm）、分析技术（analytics）、资源治理（governance）及使能创新（enabling）四个研究方向〕以及典型领域情境（即针对具体领域场景进行集成升华）构成。

依托此框架的指引，参与大数据重大研究计划的科学家不断攻坚克难，在 PAGE 方向上进行了卓有成效的学术创新活动，产生了一系列重要成果。这些成果包括一大批领域顶尖学术成果〔如 *Nature*、*PNAS*（*Proceedings of the National Academy of Sciences of the United States of America*，《美国国家科学院院刊》）、

Nature/*Science*/*Cell*（《细胞》）子刊，经管/统计/医学/信息等领域顶刊论文，等等］和一大批国家级行业与政策影响成果（如大型企业应用与示范、国家级政策批示和采纳、国际/国家标准与专利等）。这些成果不但取得了重要的理论方法创新，也构建了商务、金融、医疗、公共管理等领域集成平台和应用示范系统，彰显出重要的学术和实践影响力。比如，在管理理论研究范式创新（P）方向，会计和财务管理学科的管理学者利用大数据（及其分析技术）提供的条件，发展了被埋没百余年的会计理论思想，进而提出"第四张报表"的形式化方法和系统工具来作为对于企业价值与状态的更全面的、准确的描述（测度），并将成果运用于典型企业，形成了相关标准；在物流管理学科的相关研究中，放宽了统一配送速度和固定需求分布的假设；在组织管理学科的典型工作中，将经典的问题拓展到人机共生及协同决策的情境；等等。又比如，在大数据分析技术突破（A）方向，相关管理科学家提出或改进了缺失数据完备化、分布式统计推断等新的理论和方法；融合管理领域知识，形成了大数据降维、稀疏或微弱信号识别、多模态数据融合、可解释性人工智能算法等一系列创新的方法和算法。再比如，在大数据资源治理（G）方向，创新性地构建了综合的数据治理、共享和评估新体系，推动了大数据相关国际/国家标准和规范的建立，提出了大数据流通交易及其市场建设的相关基本概念和理论，等等。还比如，在大数据使能的管理创新（E）方向，形成了大数据驱动的传染病高危行为新型预警模型，并用于形成公共政策干预最优策略的设计；充分利用中国电子商务大数据的优势，设计开发出综合性商品全景知识图谱，并在国内大型头部电子商务平台得到有效应用；利用监管监测平台和真实金融市场的实时信息发展出新的金融风险理论，并由此建立起新型金融风险动态管理技术系统。在大数据时代背景下，大数据重大研究计划凭借这些科学知识的创新及其实践应用过程，显著地促进了中国管理科学学科的跃迁式发展，推动了中国"大数据管理与应用"新本科专业的诞生和发展，培养了一大批跨学科交叉型高端学术领军人才和团队，并形成了国家在大数据领域重大管理决策方面的若干高端智库。

展望未来，新一代人工智能技术正在加速渗透于各行各业，催生出一批新业态、新模式，展现出一个全新的世界。大数据重大研究计划迄今为止所进行的相关研究，其意义不仅在于揭示了大数据驱动下已经形成的管理决策新机制、开发了针对管理决策问题的大数据处理技术与分析方法，更重要的是，这些工作和成果也将可以为在数智化新跃迁背景下探索人工智能驱动的管理活动和决策制定之规律提供有益的科学借鉴。

为了进一步呈现大数据重大研究计划的社会和学术影响力，进一步将在项目研究过程中涌现出的卓越学术成果分享给更多的科研工作者、大数据行业专家以及对大数据管理决策感兴趣的公众，在国家自然科学基金委员会管理科学部的领导下，在众多相关领域学者的鼎力支持和辛勤付出下，在科学出版社的大力支持下，大数据重大研究计划指导专家组决定以系列丛书的形式将部分研究成果出版，其中包括在大数据重大研究计划整体设计框架以及项目管理计划内开展的重点项目群的部分成果。希望此举不仅能为未来大数据管理决策的更深入研究与探讨奠定学术基础，还能促进这些研究成果在管理实践中得到更广泛的应用、发挥更深远的学术和社会影响力。

未来已来。在大数据和人工智能快速演进所催生的人类经济与社会发展奇点上，中国的管理科学家必将与全球同仁一道，用卓越的智慧和贡献洞悉新的管理规律和决策模式，造福人类。

是为序。

国家自然科学基金"大数据驱动的管理与决策研究"
重大研究计划指导专家组
2023 年 11 月

前　　言

本书是国家自然科学基金重大研究计划重点项目（91646205）、国家社会科学基金重大项目（21ZDA105）研究专著，是上海交通大学行业研究院医疗健康信息化行业研究团队研究成果之一，并由上海交通大学行业研究院提供研究资助。本书基于知识库建构理论对个体心血管健康管理进行了研究，提出了一种科学有效的全景式个性化心血管健康管理方案推理方法。

党的二十大报告提出，坚持预防为主，加强重大慢性病健康管理，提高基层防病治病和健康管理能力。随着我国人口老龄化进程的逐渐加深，越来越多的普通大众为慢性病所扰，其中，尤以心血管病对人体健康的影响最为严重。虽然互联网技术的快速进步和普及，使得基于网络的健康管理知识也呈现爆炸式增长。但人们仍然难以找到适合个体所需的高质量健康管理知识，众多健康管理平台也无法根据个体健康情况和外部环境确定每日运动方法和膳食的摄入种类以及相对应的最佳运动时间和最佳饮食摄入量，也缺乏可行的实施操作方法和流程，导致用户实际上无法有效利用这些知识进行自我健康管理。

为了解决上述问题，本书开展了如下四个方面的创新工作。

（1）构建了健康管理方案知识库模型。本书基于骨架法的基本流程，同时参考七步法的过程与内容，构建了四层领域本体知识库模型：基础本体层、个体健康特征本体层、环境特征本体层和健康管理方案本体层，并提出了不同健康管理方案实例之间相似度计算模型，验证了领域本体知识库模型的有效性和实用性。

（2）基于知识库模型详细设计、开发、测试和使用了健康管理方案知识库系统平台。本书基于规划信息系统的设计理论（information systems design theories，ISDT）模型提出了系统建设的核心需求，同时基于研究目的，定义了知识库系统知识表示能力的估计方法；基于核心需求进行了系统架构设计、基本功能设计、业务流程设计和数据库设计；采用 VB.NET+ASP.NET 语言，基于 MVC[①]体系架构对系统进行了开发和实现；基于知识分析，对领域本体知识库模型进行了验证与更新。

---

① MVC 是 model（模型）、view（视图）和 controller（控制器）的缩写。

（3）基于模糊 Petri 网的知识推理方法和智能推荐算法生成个性化健康管理方案。为了解决个性化健康管理方案智能生成的效率问题，本书通过构建推理网络、设置初始状态向量、知识推理、饮食方案筛选与排序和健康管理方案输出五个步骤完成了包括个性化运动、饮食、生活起居和辅助用药方案的智能生成。

（4）构建了运动量化和饮食量化的数学模型。结合运动医学和营养学的研究成果以及相关可行性分析，本书在健康管理运动方案和饮食方案智能生成的基础上，充分考虑到每个用户不同的运动目标，运用非线性规划方法确定了个体运动量化模型，并以目标体重下的能量消耗作为每日饮食能量摄入的最优值，确定了个体饮食量化模型。基于真实心血管病患者案例，进行健康管理方案生成测试，由课题组合作医院的心血管内科的医生、健康管理中心的公共营养师和康复理疗师做评价，评价结果证明了其科学性和有效性。

目　　录

第1章 绪 论

1.1 心血管病流行病学现状

心血管病（cardiovascular disease，CVD）是心血管和脑血管疾病的统称，主要包括脑血管疾病、冠心病、心律失常、心力衰竭等疾病，病因主要是高血压、血脂异常、糖尿病等[1]。据世界卫生组织发布的《2023 世界卫生统计报告》，2019 年全球死于非传染性慢病的人数占当年总死亡人数的 74%（4100 万）。其中，心血管病最为"致命"，每 5 例死亡中就有 2 例死于心血管病。据《中国心血管健康与疾病报告 2022》推算，中国现有心血管患病人数 3.3 亿，在城乡居民疾病死亡构成比中，心血管病占首位，2020 年农村、城市心血管病分别占死因的 48.00% 和 45.86%。目前，国内心血管病总死亡人数仍在上升，心血管病已经成为人民健康的头号"杀手"，防治工作已刻不容缓。

心血管病的显著特点是慢性、终身。多项医学研究表明，心血管病需要预防养生和社区防治相结合的管理策略，预防养生优于病后治疗，而社区及时干预、防治能有效降低全社会医疗负担[2]。因此，从个人健康管理入手，是心血管病防治的最佳策略和途径，也正成为我国政府医疗卫生管理部门目前工作的重点之一。例如，2016 年，《"健康中国 2030"规划纲要》发布，明确提出要坚持预防为主、防治结合、中西医并重，转变服务模式，构建整合型医疗卫生服务体系[3]。2019 年，《健康中国行动（2019—2030 年）》发布，这是国家层面指导未来十余年疾病预防和健康促进的一个重要文件，明确指出从以治病为中心向以健康为中心转变[4]。

心血管病的危险因素可以归为三大类：①传统危险因素；②潜在危险因素；③社会经济/心理行为因素[5]。表 1-1 列举了三类典型的危险因素。除了年龄、家族史和性别等因素不可改变，其他危险因素都是可以改变的，尤其是与饮食、运动、生活方式相关的行为因素，80% 的心血管病是可以预防的。这些都说明以预防保养、实时监控和个性化为主的智能健康管理是应对心血管病这一类慢性疾病的有效策略，具体的措施包括对个体不健康行为的干预以及对健康危险因素进行识别、控制等。

表 1-1　心血管病典型危险因素及分类

分类	危险因素
传统危险因素	年龄、家族史、男性、高血压、吸烟、过量饮酒、血脂异常、糖尿病等
潜在危险因素	超重/肥胖、睡眠呼吸障碍、凝血因子升高、环境（大气污染）等
社会经济/心理行为因素	教育程度（偏低）、经济收入、精神紧张、某些精神疾病等

1.2　健康管理发展历史和理念、技术与产业概述

目前健康管理是理念、技术到产业创新的三维复合概念：从理念层面，健康管理是"病前预防、病中治疗、病后康复"生活方式的全面管理；从技术层面，用科学手段对人类健康实施科学管理，涉及最优干预方案的提供和保健康复，但一般不涉及疾病诊疗的具体过程；从产业层面，健康管理服务是为社会创造新价值，形成新市场、新业态的创新过程[6]。与传统医疗产业以治疗疾病为核心不同，健康管理的目的是通过早期干预来维持和促进健康，改善人们的生存质量，提升预期寿命。健康管理产业在我国的发展时间不长，但服务需求明显，市场化进程迅速，发展潜力巨大。

信息技术（information technology，IT）和互联网的快速发展和广泛普及为知识共享提供了机会，也为健康管理提供了新途径。互联网（Web 信息服务）已经成为大众快速获取免费健康知识的重要渠道。2014 年，中国青年报社会调查中心发起的一项调查显示 67.1%的被调研对象表示会在身体感到不适时首先在互联网上（如通过百度）搜索相关信息进行自我诊断或寻求帮助[7]。互联网上的健康信息来源很多，一些常见的来源包括：在线医疗健康平台（如微医网、好大夫在线、有问必答网等），新兴的互联网医院（如乌镇互联网医院、西南互联网医院等），各类其他健康知识网站（如养生保健网），中文维基百科、百度百科、网络博客、微博、开源电子健康医疗书籍、电子期刊报刊文献等。然而，这些海量免费的健康管理信息来源众多、数量庞大、准确性参差不齐，表达方式也各有不同，这就使得普通大众很难找到真正与个体相匹配的高质量健康管理知识，且几乎无法识别出低质或虚假的网络健康知识信息。中国青年报社会调查中心的调查显示，63.8%的受访者认为网上医疗信息混乱、真假难辨。因此，如何使多源异构的健康管理信息逻辑化和结构化，进而能辅助人们获取准确的健康管理知识，在个体发

生或将要发生健康问题时能获取有效的健康咨询意见和各种可操作、可实施的健康管理干预或预防方案,是一个亟须研究的问题。

科学的运动方法、强度、运动时间以及合理的膳食搭配、能量摄入对个体的健康至关重要。目前国内暂时没有成熟的模型和系统支持基于个体的健康特征信息自动、智能地确定该个体每日最佳的运动量以及各种膳食摄入量。运动和饮食定量化要充分考虑个体差异,不同个体的最佳运动量和最佳饮食摄入量一定是有差异的,甚至是同一个体的每日最佳运动量和饮食摄入量也会随当日环境和个体活动的变化而产生波动。因此,在实际操作层面,对于运动,个体往往依靠聘请专业的健身顾问对运动方法、强度和时间进行定量化指导,对于饮食,则只能依赖专业的营养师来制定合理的膳食搭配以及科学的摄入量。

对于普通大众而言,不可能人人都随身配备专业的健身顾问和营养师,而且这个健身顾问和营养师还要能 24 小时根据环境"随机应变",显然,这在成本上和可操作性上都不太现实。此外,只给用户推荐定性的健康管理方案将会大大降低健康干预的有效性和可操作性,而且不科学的运动强度以及膳食能量摄入有时甚至会严重危害个体健康。基于此,对于我们这样一个"老龄化"日趋严重的人口大国,迫切需要一个能充分考虑个体健康差异和环境差异,自动生成定量化健康管理干预方案的智能系统。

1.3 健康管理面临的挑战和机遇

目前,健康管理面临着来自多方面多样化的挑战:健康管理信息数据多源化、截面化、碎片化;目前健康管理干预方案个性化程度低;健康管理方案以定性内容为主,能被操作和实施的定量化内容不足。

第一,当前的健康管理信息数据呈现多源化、截面化、碎片化的特点,缺乏一个标准和完善的结构来逻辑化和结构化现有的健康管理方案知识。当前海量免费的健康管理信息来源众多、数量庞大(数据多源化),单个的健康管理信息提供者大多缺乏用户全周期的数据来源(数据截面化),并且对已有数据缺乏整合(数据碎片化),这些局限直接影响了现有研究方法对用户的个性化分析的效果。由于健康管理信息来源多、数量大、准确性有待验证,因此普通大众难以找到真正适合自身健康的高质量健康管理知识,也无法识别质量低下,甚至是虚假的网络健康管理信息。这就需要构建一个标准的知识库结构来对这些健康管理信息进行规范,使其能逻辑化和结构化,从而为后续的个性化健康管理方案智能生成打下基础。

第二,当前的健康管理干预方案个性化程度很低。目前普通大众能获得的健康管理干预方案大部分都是标准化的，这种标准化的干预方案忽视了个体差异及其独特的心理需求。在某些情况下，不考虑个性需求，而对所有人统一施加同一种干预，会导致个体干预的有效性大大降低，尤其是对那些有个性文化、心理和信任倾向的未观测人群。例如，西方的饮食习惯增加了女性心血管疾病风险，但是在男性中没有显著影响[8]。个体所处的各种社会经济地理因素都会影响他们心血管疾病的患病风险[9, 10]。此外，个体的许多内外部因素也是变动的，在不同的时间窗口需要施加不同的干预。例如，病人在刚刚确诊时会展示出与以往不同的生理、心理特点，也会处在不同的自然和社会环境中。这就需要对该病人进行有针对性的干预。个体的心理、生理以及外部因素也会变化，如外出旅行、短期工作变动、运动行为变化等。

第三，当前的健康管理方案（如运动和饮食干预方案）以定性内容为主，能被操作和实施的定量化内容严重不足。世界卫生组织调查显示，个人的生活方式在慢性病的发病原因中占60%，其他遗传、社会条件和气候等因素则占40%[11]。越来越多的研究证明心血管病的健康管理可以通过生活方式、饮食、运动等行为进行干预，并且这些非药物干预手段不论是在预防、病中以及康复阶段都能起到有效作用。但生活方式、饮食习惯、遗传特征以及所处的社会自然环境，都具有个体差异性，在缺乏详细的医生咨询或者专业的知识背景情况下，很难为自己找到合适的干预方案。以饮食为例，各国心血管指南都多次提到DASH① diet（得舒饮食法）对心血管的干预作用，如多吃坚果、蔬菜等，但各餐每一食物类别的比重、所需要的摄入量以及如何多样性搭配，对于不同健康管理需求（如康复或保健）、疾病阶段（如病前或术后）、地域或者宗教信仰的人群，其最佳的（定量化）饮食推荐方案是不同的。因此，基于个体差异化的定量化干预方案尤其重要，否则只让被干预者"多吃或少吃""多运动或少运动"，由于缺乏明显的定量化内容，将严重降低干预方案的有效性和可操作性。

与此同时，健康管理也从用户、群体、社会等多角度提供了可行性与探索机遇：为用户提供个性化和主动式的健康管理方案能够预防心血管病，提高患者生活质量；健康管理知识库模型能够对健康管理方案的系统化实施与落地提供技术支持；从长期视角来看，个性化健康管理有利于降低全社会心血管病的医疗负担和医疗费用，商业化前景广。因此，针对当前的健康管理方案知识数据现状和特点，本书尝试构建一个基于心血管病领域的知识库模型来规范和表示领域内的健康管理方案知识。在构建的领域知识库模型的基础上，面向普通大众，继续探索研究基于个体健康特征、影响健康状态的外部自然环境特征和社会环境特征，生成与个体匹配的个性化健康管理方案的算法。考虑到日常运动及饮食对个体健康

---

① dietary approaches to stop hypertension，意为控制高血压的饮食法。

管理的普遍性，结合现有的研究成果和方案定量化的可行性，本书对智能生成的以定性为主的健康管理方案做进一步优化，研究个性化运动方案以及饮食方案的定量化方法。

　　首先，构建的心血管病领域个性化健康管理方案知识库模型有助于实现对多源异构的健康管理信息的过滤、抽取、结构化和逻辑化。本书构建的领域知识库模型和健康管理方案知识库系统是一项基础性研究，未来可以在与健康管理相关的场景中得到广泛应用，如在健康管理系统、康复系统和智能移动终端健康类 APP 等应用中发挥基础和支撑作用。其次，面向普通大众中的心血管病患者、高危人群甚至是健康人群辅助其个性化健康管理。本书构建的知识库模型的核心本体为健康管理方案类，区分为四个阶段（养生保健、防病管理、因病调理和康复管理）和四种类型（饮食管理、运动管理、生活起居管理和辅助用药管理）。本书提出与开发的个性化健康管理方案智能生成算法和健康管理方案知识库系统可以与其他健康管理系统集成，为用户提供个性化和主动式的健康管理方案，从而能预防心血管病，提高患者的生活质量。此外，定量的个性化健康管理方案能大大提升健康干预的有效性和可操作性。当前大量的健康管理知识均以定性内容的形式存在，能被有效实施操作的定量化内容严重不足。本书基于运动医学和营养学相关研究成果，能够用科学的方法生成定量化的运动和饮食健康管理方案，大大提升了健康干预的有效性和可操作性，同时也能提升用户对干预方案的依从性。最后，基于长期和宏观视角，个性化健康管理的成功实施能为我国各级政府实施全民全生命周期的科学健康管理，延缓心血管病的发病年龄、降低心血管病的发病率，探索出一条科学可行的途径，为减轻全社会心血管病的医疗负担和降低医疗费用提供科学的保障。

第 2 章　健康管理知识库、知识推理、个性化健康管理方案量化概述

2.1　健康管理知识库概念与发展历史介绍

健康管理概念起源于 20 世纪六七十年代的美国，随后被各发达国家竞相效仿[12]。目前世界上还没有形成一个为大家广泛接受的健康管理的定义[13]，也没有达成关于健康管理理论体系的共识[14]。

综合国内外的健康管理定义[12, 14, 15]，可以发现影响健康的危险因素被强调了多次，此外也均提到了健康管理是通过个人或集体的主动行为，进行从预防开始到病后康复的健康全面干预，从而提升健康效应。实现健康管理，尤其是个人健康管理，最终要进行健康干预，即通过各种手段，帮助个人改正不良生活习惯，控制各种疾病的潜在危险因素[13, 15, 16]。因此，实现健康管理需要结合个体的健康特征数据、生活方式数据、环境数据与工作压力数据以及医疗服务利用资料等，通过提供有针对性的健康管理方案实现让个体和群体采取行动来改善自身的健康状况的目的。

知识库是在领域知识的基础上为用户提供及时和有效的信息，它使海量无序的信息和知识有序化，促进异构异源的知识共享与交流，有助于实现心血管健康管理[17, 18]。成功开发这类知识库的基本条件是构建一个可靠的方法来表示、组织和存储领域知识[17]。已经有学者进行了健康管理相关的知识管理研究[19-21]，也欲提出与健康管理相关的知识库构建模式和内容，但是，他们绝大多数还是偏向于以疾病为核心的临床医学知识管理。

与医疗健康相关的知识是人类最核心、用途最广泛的知识之一，因此受到了世界各国的重视，有关医疗健康知识工程方面的研究更是在近年来方兴未艾。20世纪 90 年代以来，知识库的研究已成为医疗健康领域的重要研究方向[17]，并已

经取得丰硕的研究成果：有面向大众的疾病信息知识库；有在医院内使用的，专门记录病人情况的病人电子健康档案；还有专门方便医生检索相关专业知识的专业知识库等。在国内，各类医疗机构和医学组织是现存的开源类健康知识库的主要访问对象[22]。例如，医学案例知识库是临床决策支持系统（clinical decision support system，CDSS）对病案进行分析推理的基础[23]，中医学脾胃病知识库是中医药数字资源共享与重用的关键[24]，高血压临床指南知识库辅助医生进行临床诊断，可以作为 CDSS 的功能模块[25]。

　　近年来，业界也在不断尝试研发与医疗健康相关的知识库系统。国际上与健康相关的知识库平台主要有：为普通大众提供通俗易懂的疾病和健康信息的 MedlinePlus[26]；美国最大的医疗健康服务网站 WebMD[27]；罕见病知识库 Orpha.net；专门为冠状动脉旁路移植术后的患者开发的用于家庭康复的知识库系统 HeartCare[28]；糖尿病健康教育知识库 Brainfood[29]；MediResource 旗下综合的公众健康知识库 HealthKnowledgeBase[30, 31]。这些公众健康知识库主要是为了向普通大众提供易于理解的疾病和药物信息，与如何进行健康管理相关的信息很少，且并未针对疾病建立对应的健康管理方案信息库，存在的健康管理方案也多是与减重、养颜、情感管理等相关的定性知识。国内与健康相关的知识库平台主要有：为用户提供找医院、找专家、找好大夫服务的好大夫在线；为用户提供在线免费咨询、问诊、挂号一条龙服务的寻医问药网；为公众提供健康信息、医患问答的有问必答网；为用户提供"线上+线下、全科+专科"的互联网医院微医网；其他各类健康知识网站（如 39 健康网、大众养生网、提供饮食和食材信息的各类网站等）、中文维基百科和百度百科。这些知名互联网服务平台提供的服务相似，核心业务几乎都是为用户提供找医院、找医生、在线咨询、问诊、挂号服务。平台的知识库内容都是以疾病为线索，覆盖病因、预防、诊断、治疗等信息，但信息都是以静态形式展示的科普型的定性知识，缺乏交互能力，个性化和针对性不足（要交互必须通过在线问诊，以人工形式进行）。有些平台的健康管理类的知识很少，多是类似于"情绪调整、饮食节制、戒烟戒酒和坚持锻炼"的宏观知识。有些平台也提供了相应的推荐饮食，但缺乏定量化信息，可实施可操作性不足。鲜有平台能够提供运动处方库，平台能提供的运动建议很少，几乎都是类似于"控制体重，多从事有氧运动，可以快走、慢跑、做体操、打太极拳等"的宏观知识。

　　每个知识领域有其自身的特点，具有本领域专属的概念、属性和关系等，而本体论有助于实现这些知识表示目标。在区域医疗与健康大数据中，80%的数据是以非结构化形式存储的，要想很好运用并非易事[32]。目前，基于本体的知识库构建思路和方法已成为知识库研究的重要方向，本体的应用可以解决医学临床用语的规范化和通用性问题[33]，已成为医学知识库构建的常用方法。

　　本体是一个哲学上的概念，是对某一领域的概念及概念间的关系显示说明。

按照领域的依赖程度，本体可划分为顶级本体、领域本体、任务本体和应用本体。领域本体（domain ontology）属于专业本体，覆盖了特定领域内的专业知识，广泛应用于计算机、医药、教育、电子商务等领域[20]，它可以更好地描述特定领域中概念间的属性和关系。对于领域知识而言，使用共同且统一的领域本体有如下优势：①可以提升知识的规范性和明确性，明确标准的概念及关系，有助于进行更好的知识表示和知识共享，提高知识的可共享性和可重复性[34]；②可以为异构异源的知识表示提供正式的框架，有利于帮助人们理清知识的组织框架[35]；③可以使知识形式化，并支持描述规则，为知识库的知识推理提供基础。在个性化决策支持的背景下，将领域本体纳入知识库构建过程的重要性已经被充分认识，并且作为一种知识表示和知识组织的辅助手段用来帮助用户解决具体的应用问题[36-38]。因此，为了构建心血管病领域的个性化健康管理方案知识库，其领域本体的构建非常关键。

到目前为止，医学本体系统已相对成熟，典型的包括国外的统一医学语言系统（unified medical language system，UMLS）、药物遗传学和药物基因组学知识库（pharmacogenetics and pharmacogenomics knowledge base，PharmGKB）、临床医学系统术语（systematized nomenclature of medicine-clinical terms，SNOMED CT），国内的中文一体化医学语言系统（Chinese unified medical language system，CUMLS）、中医药一体化语言系统（traditional Chinese medical language system，TCMLS）和医学知识库 NKIMed①。美国国立医学图书馆著名的 UMLS 为生物医学领域相关知识的应用提供了比较统一、容易共享的信息资源[23]，目前已经成为医学领域的标准表示语言。特别地，UMLS 将医学术语以及对应的医学概念进行了规范化，阐述了医学概念的本质，并在此基础上建立了概念间的从属关系。在疾病分类方面，以 UMLS 为基础，现在通用的国际疾病分类 ICD-10[39]标准通过给每一种疾病提供一个类目，在分类学上为疾病分类提供了参考标准。虽然 UMLS 的应用比较广泛，但它依然存在一个极大的局限，其所构造的医学本体术语体系并没有用于描述医学事实。

借鉴 UMLS，中国医学科学院医学信息研究所从 2000 年开始研发中文一体化医学语言系统[40]。除该系统外，以中国中医研究院为首的全国三十多家中医院校和科研单位在 2001 年开发了中医药一体化语言系统[41]，其是我国第一个系统化、可拓展的中医药术语集成系统[42]。由国家自然科学基金资助的医学知识库 NKIMed，它采用一种叫 NKL 的本体语言来描述相关的本体。该知识库以疾病为核心概念，通过继发于、并发、易误诊为、多见于、原发于、鉴别于等中文医学术语将各类概念关联起来[43]。每个疾病类包括英文名、中西医名称、中西医病因、

---

① NKIMed 是国家知识基础设施（National Knowledge Infrastructure，NKI）的一个子集。

症状、多发人群、临床分型、治疗药物等属性[44]。以上这些医学本体知识库面向的使用者主要是临床研究机构或临床医生。

　　领域本体在个性化健康管理方面的应用，国际上也已经有学者进行了研究。Lee 等[45]运用领域本体构建了糖尿病患者饮食的知识库和推理规则库，基于此进行对糖尿病患者的饮食成分推荐。El-Sappagh 等运用领域本体对糖尿病领域知识库进行了一系列的研究，针对电子病历与临床诊疗指南，提出了全生命周期的本体构建方法，建立了知识密集型案例库推理（knowledge intensive case base reasoning，KI-CBR)系统[46]，后续还将模糊本体应用至知识库的建立中，帮助实现后续的案例匹配[47]。Hempo 等[48]在糖尿病领域建立了由病人属性、糖尿病病症数据库、糖尿病并发症数据库、糖尿病自我护理数据库组成的知识库，并由知识库进行推理获得护理推荐方案。上述学者构建的领域本体较为单一、通常仅局限于单一病种，仍以疾病诊断为主。推荐的饮食方案为定性方案、缺乏定量化数据和内容，可操作性不足。没有包含与运动相关的领域本体，也没有推荐运动方案。鲜有考虑自然环境和社会环境对健康的影响，领域本体也未包含与之相关的概念和属性。

　　国内学者也做了相应的研究。肖晓霞等[49]基于治未病的思想，将现有的中医知识库和个人健康信息进行有效融合，构建出了具备个体特异性的健康领域本体框架。该本体是顶层本体，粒度粗，不能直接应用，可作为参考。此外，个体体质类型与个体临床案例概念完全分离的设计也不太合理。赵晖和俞思伟[50]探讨了一种慢病知识库系统的构建流程以及注意事项，该知识库构建包括两个部分：慢病治疗的经验知识库和慢病的领域本体。文章只探讨了慢病知识库的构建流程，并未涉及任何领域本体的设计与开发。王东升等[51]运用 protégé 工具建立了一个心血管病临床案例和专家经验知识库，但领域本体结构较为简单，主要包含疾病库和症状库，通过疾病与症状的匹配，以实现疾病辅助诊断为目标。徐彬锋等[52]建立了中医与西医的本体顶层框架，实现了疾病类的本体定义，但由于仅定义了疾病类，领域本体设计单一，应用价值有限。郑鑫[53]基于设计的领域本体模型，建立了高血压相关知识库，并设计了冗余检测算法辅助录入知识，但领域本体设计较为简单，知识库也仅提供了疾病相关治疗的自然语言检索功能。刘鸿燕[25]构建了高血压指南本体和诊断规则库，实现了高血压医学知识库的诊断推理，但知识来源限于高血压临床指南，领域本体设计归纳了高血压相关的类型、诊断项目、治疗手段等概念，应用局限于高血压疾病诊断。上述学者构建的领域本体设计结构仍较为单一，仍侧重于以疾病诊断为核心，较少对健康干预相关的概念进行总结和归纳，对健康管理方案的概念的总结、归纳以及属性定义不足，没有包含与运动和饮食相关的领域本体，没有推荐运动方案和饮食方案。心血管病患者往往需要通过运动、饮食以及生活方式等的健康干预进行院外治疗，但这些领域本体知识库以面向医生的诊疗过程为主，并未很好满足公众对健康管理的迫切需求。基于互联网的个性化健康信息服务才是未来的发展方向[54]。

综上所述，国内外有关健康管理知识库以及相关领域本体的研究仍显不足，存在以下问题：①当前的知识库内容绝大多数是以疾病为线索，关注病因、诊断、药物治疗等信息，健康干预相关的信息非常少；②知识库内容主要以静态形式展示的科普型的定性知识为主，缺乏交互能力，个性化不足；③当前研究和设计的本体的体量偏小，很多只实现了在较小领域范围内的知识分类和概念组织，较多研究仅停留在设计层面，应用成果很少，缺乏实际应用的检验和完善；④领域本体设计结构较为单一，以疾病诊断为核心，没有对健康干预相关的概念进行挖掘，也没有对健康管理方案进行概念归纳和属性定义；⑤设计的领域本体难以实现智能人机交互和知识重用[55]。尽管如此，对于心血管病领域健康管理知识库的构建，本体方法论仍然给我们指明了一个可行的方向和路径。通常情况下，领域本体是无法一次性构建完善的，它需要在实际应用中不断迭代和发展，并逐渐完善。

2.2 知识推理概念与发展历史介绍

基于知识推理的个性化健康管理方案智能生成是当前的国际研究热点。早期有美国麻省理工学院人工智能实验室研究开发的医疗诊断专家系统[56]，系统基于产生式规则进行知识推理，是该领域的里程碑。在第一代医疗诊断专家系统的基础上，Shortliffe 等开发了专门帮助内科医生筛查、诊断、治疗感染性疾病的专家系统[57]。在这些专家系统中，都利用了产生式规则知识表示技术。该技术的突出优点是具有自然性、有效性、清晰性的特点，然而其缺点也很致命：不太适合表达复杂的结构性知识，随着知识库中规则数量的增大，推理效率不可避免地急剧下降，定义的相互关系变得模糊甚至不一致，最终导致推理系统难以发挥作用[58]。因此，基于产生式规则的推理方法在单一疾病的简单诊断推理上或许是有效的，但面对复杂的心血管病领域健康管理知识和个性化方案推荐，该方法并不适用[59]。

传统的基于规则知识的医疗诊断专家系统，一般采用基于产生式规则或者谓词逻辑直接推理的方法，难以应用于大规模的知识网络。基于案例推理（case-based reasoning，CBR）能避免传统推理方法的一些内在缺陷，因此在临床决策支持系统领域具有较高的研究价值[60-62]。CBR 可以很好地模拟和描述医生诊疗过程所依赖的经验和记忆中的典型病例[63]。医生通过与历史治疗方案进行对比，结合患者当前病情的差异，然后微调历史治疗方案来形成新的治疗方案，而且新病例还将继续被当成一个新的案例保存下来。Wicks 等[64]提出了一个病人匹配模型，该模型利用病人自己汇报并通过网上收集得到的健康数据来加速临床诊断过程。El-Sappagh 等[65]建立了糖尿病治疗本体（Diabetes Mellitus Treatment Ontology，DMTO）库，将病人的人口学特征，如性别、年龄、身体质量指数（body mass index，BMI）等加入案例库中，同时将模糊本体应用于知识库的建立中，实现了案例匹配。Husain 等[66]运用案例推理和规则推理从饮食案例中为用户推荐包含各种食材的饮食计划。但 CBR 这套方法仍有推理效率低，适应性能差的缺点[67]。疾病的临床案例数据可以从医疗机构大量收集，但如何收集各种健康干预案例数据就是个巨大的问题，因此案例推理能否适用到健康管理方案的个性化推荐上有待进一步研究。

受到人工智能研究的启发，为了提高推理效率，一些研究者们尝试运用神经网络建模来实现智能推理，如王炳和和相敬林[68]利用神经网络研究人体脉相并对其进行了建模分析，韦玉科等[69]提出了用于辨证诊断亚健康状态的中医模糊神经网络推理模型。这些工作为健康医疗方案的研究提供了一种有效的新思路，但神经网络建模实现特征识别的前提是需要大量的同类样本数据训练，因此无法在没有样本或者样本数量过少的情况下自动实现规则或案例知识的推理。此外，人工神经网络模型推理结果的不可解释性也限制了其在医学健康领域的大规模应用。

也有研究者直接基于本体推理机进行知识推理。本体的推理系统一般由本体解析器、查询分析器、推理引擎、结果输出模块和应用程序接口模块组成[70]。常用的本体推理机包括：Racer①、Jess②、Jena③、Pellet④以及 FaCT++⑤等。每一种推理机针对的领域本体不尽相同，因此开发人员必须根据具体的研究领域挑选对应的推理机。李博等[71]选择 Jess 推理机来对高血压进行诊断推理，所用知识库的领域本体是基于高血压临床指南构建的。冯贞贞[72]在 Protégé 上用相同的推理引擎实现了除高血压之外的五类疾病的临床路径推理。本体专业的开发工具 Protégé 自带的 SWRLTab 插件可以实现语义网规则语言（semantic web rule language，SWRL）到 Jess 规则库的映射[73]。肖敏使用 SWRL 在 SWRLTab 上构建并成功运行了诊断预警推理规则库[74]，该规则库描述了基于生理参数的疾病诊断预警规则。许德山等使用了 Protégé 的 SWRL 插件调用外部推理机分析本体在知识检索中的作用[75]。使用本体推理机在面对单一疾病的诊断推理是有效的，但以上推理机都采用遍历的匹配模式，即循环遍历每一条知识规则直到结束或满足某一条件，而且不同推理机提供的规则建模语言也互相不兼容，普遍存在推理效率低、对条件规则建模

---

① Racer 由德国汉堡大学开发，采用了 Tableaux 算法。
② Jess 是基于 Java 语言的 C 语言集成产生式系统推理机。
③ Jena 是面向语义 Web 的应用开发包，推理机仅是其一部分。
④ Pellet 由美国马里兰大学开发，是基于 Java 的开放源码系统。
⑤ FaCT++由英国曼彻斯特大学开发，采用了 Tableaux 算法。

支持不足的问题。面对复杂的心血管病领域的健康管理知识，使用这种方法进行个性化方案推荐并不合适。

现有的人工智能领域的研究表明，如果将大规模的规则知识转换成网络图，推理效率将会大幅度提高[56]。从知识论的角度来说，知识按照不确定性程度，可以分为确定知识和模糊知识[76]。由于人类经验判断规则存在模糊性，因此规则知识也存在不确定性。与大量的临床精确知识不同的是，相当一部分的营养学与健康管理知识（如饮食调理类知识）具有不同程度的模糊性和不确定性，原因在于这些知识来自长期的实践总结，缺少严谨科学实验的证明。

已经有大量学者研究运用 Petri 网进行知识表示和知识推理。Petri 网是一种基于形式主义哲学观点而提出的系统模型，是由 Carl Adam Petri（卡尔·亚当·彼得里）发明的[77]。该模型的特点是既可以运用图形对问题进行直观表示，也可以用矩阵运算来表达，有强大的模拟功能和成熟的数据基础，能够有效模拟推理问题[78]。为了能处理模糊知识，学者们扩展了经典的确定型 Petri 网模型，提出了模糊 Petri 网模型[79]，在分析物理系统甚至是社会系统的并发行为上具有重要意义[80]。目前在知识推理[81]、电力系统故障诊断[82]和系统性能分析[83]等领域均得到了广泛的应用。当前，基于 Petri 网的推理应用主要集中在系统故障诊断、计算机性能分析等工业领域，但在健康管理方案推荐领域应用较少。基于 Petri 网特点，目前有越来越多的学者尝试使用 Petri 网对不同领域的不同问题进行建模、推理和分析。Gao 等[80]通过实例展示了如何将大规模知识库中结构化的数据转换为确定型 Petri 网络和模糊 Petri 网络，并通过矩阵变化实现了知识推理，极大地提升了推理效率。吴荣海[84]在模糊 Petri 网中引入了补弧的概念对否命题（如高血压患者不宜吃动物内脏为"否命题"，而高血压患者宜吃芹菜则为"是命题"）进行处理，并对推理过程中出现的矛盾命题进行了识别与处理。

综上所述，国内外专家、学者已经做出诸多有价值的尝试，但仍存在一些明显不足：一方面，由于作为推理基础的健康管理知识库并不全面，推荐停留在比较粗颗粒的层面或者单一疾病的领域；另一方面，个性化健康管理方案的推荐需要同时结合有效的推理方法和算法。目前健康相关领域所涉及的推理方法包括基于产生式规则的推理、基于案例的推理、基于神经网络的推理和基于本体推理机推理，这四种知识推理方法在面对复杂的心血管病领域健康管理知识和个性化方案推荐时并不是非常适用。由于 Petri 网的知识表示具有图形化、推理搜索高效化等优点，同时又具备严密的数学理论基础，能保证推理过程的严谨性，且考虑到健康管理方案知识可能存在的模糊性特点，因此本书在健康管理领域引入模糊 Petri 网模型，通过网络变化，将健康管理方案知识转换成模糊 Petri 网，然后采用矩阵运算的并行推理方法进行健康管理方案的智能生成。方案推荐算法充分考虑了个体健康特征、个体所处自然环境和社会环境特征，而且对于饮食方案，本书还基于个体收入水平、饮食偏好、饮食禁忌等原则对饮食集做了进一步筛选与排序，不仅强调了饮食的个性化，而且兼顾了饮食种类的多样性和平衡性。

2.3　个性化健康管理方案内容与量化

本书提出的个性化健康管理方案包括四种类型：运动方案、饮食方案、生活起居方案以及辅助用药方案。生活起居方案主要包含根据知识库推理生成的建议用户应该改变的不良生活方式和其他生活起居细节。例如，高血压患者应严格禁烟、禁酒，睡眠时可把腿部稍微垫高 7～10cm，有助于入睡[85]。此部分方案内容场景众多，较难通过标准模型进行量化。有些心血管病患者必须长期服药甚至终身用药。本书的辅助用药方案主要包含推理生成的药品种类和参考服用方法，但具体用药顺序以及服用剂量大小仍建议就医后严格按照医嘱进行。考虑到日常运动及饮食干预对普通大众的健康管理更具有普遍性，结合现有的运动医学和营养学的研究成果，本书的健康管理方案定量化主要从运动方案定量化和饮食方案定量化两个方面展开。科学的运动方法、强度、运动时间以及合理的膳食搭配、能量摄入对个体的健康至关重要。

2.3.1　运动方案定量化

个性化运动方案的制订需要结合个体条件确定合理的运动强度与持续时间，唯有如此才能保障有效、安全。理论上，制订运动方案之前需要查看个体的健康检查结果，再结合不同的运动目的，才能确定具体的运动方式、运动强度、运动时间和注意事项，在保证方案系统化的基础上，还要能兼顾方案的个性化和可实施性[86]。个体保健（如保持健康体重、降低体脂率等）和预防慢性病均依赖科学的运动方案，而合理的运动方法、强度、运动时间则是方案的关键[87]。

衡量运动强度通常用以梅托（Met）为单位的数值来表示，其表达方式来源于代谢当量(metabolism equivalent)，表示维持静息时（安静且坐位）的耗氧量[88]。其他各种活动的运动强度均以该活动下的耗氧量与静息耗氧量的比值作为其运动强度的具体数值。通常情况下，人体静息时每分钟每千克体重的耗氧量为 3.5ml，所以静息的运动强度可表达为 1Met。例如，以 4km/h 的速度步行的运动强度为 3.0Met，耗氧量为 $3.5 \times 3.0 = 10.5$ml/(kg·min)。运动强度与人体对应的能耗关系为 1Met=0.016 67kcal/(kg·min)=1kcal/(kg·h)=4.184kJ/(kg·h)。根据 Met 值大小，运动强度可分为低强度活动（代谢当量<3Met）、中等强度活动（3Met≤代谢当量<

6Met)、高强度活动（6Met≤代谢当量）。

代谢当量的用途包括：指导特殊人群（如心血管病患者）的日常活动和职业选择；有些药物会影响心血管病患者的正常心率，使用代谢当量可以反映这些人群运动的真实强度；能辅助计算每次运动所消耗的能量，对于控制体重很有价值。目前国内有关大众健康管理运动方案量化的研究还很少，主要是国家的权威指南给出一些指导意见。《中国成人身体活动指南》为了便于直观衡量运动量和能量消耗，引入了千步当量的概念，同时推荐成人每日中等强度的有氧运动至少应达到 4 个千步当量[88]。一个千步当量的能量消耗等价于通过运动强度为 3Met 的步行的方式（步行速度约为 4km/h），行走 10min 的身体能量消耗（大约走 1000步）。1 个千步当量身体活动约消耗 0.525kcal/kg。《全民健身指南》则分别推荐了正常体重、超重和肥胖人群的中等强度有氧运动的适宜运动时间范围[89]。对于正常体重人群（18.5 kg/m² ≤BMI<24 kg/m²），每日中等强度有氧运动需至少坚持30min 比较适宜，对于体重超重人群（24 kg/m² ≤BMI<28 kg/m²），每日需要进行45～60min 的中等强度有氧运动才能达到预防肥胖的效果，而对于体重肥胖的人群（BMI≥28 kg/m²），为了能有效促进减重，每天应达到 60～90min 的中等强度有氧运动。虽然这些研究成果对于普通大众的总体运动量和运动时间能起到一定的指导作用，但无论是作为条件的 BMI 还是推荐的运动时间都是跨度较大的数值区间，而且 BMI、运动时间和运动强度之间没有形成对应关系，所以精度严重不足。除了上述通过代谢当量和千步当量衡量运动强度和能量消耗的尺度（绝对强度尺度）外，还有以相对强度（如心率）为标准，参考个体运动反应和自我感知来衡量运动效果的方法，其目的在于预防运动意外伤害、提高健康干预的有效性[88]。主要涉的指标包括安静心率和运动心率。针对具体的个体，存在运动适宜强度心率上下阈值[90]，上阈值代表运动者能承受并能获得较好健身效果而不至于引起病理变化或其他运动伤害的最高强度，下阈值是能激发运动者增加体能储备的最低强度，上阈值确保运动的安全性，下阈值确保运动效果。有研究者提出上下阈值的计算公式为 75+（220-年龄-安静心率）×Q，其中 Q 代表运动强度，一般取值为 60%±20%[91]。

2.3.2　饮食方案定量化

科学的能量摄入和膳食结构对个体健康意义重大，也一直是营养学研究人员所关注的重点，国内外众多学者已经做了许多有价值的研究工作。

《中国居民膳食指南（2016）》是中国营养学会专为我国居民制定的饮食标准，用于指导广大居民实践平衡膳食，获得合理营养[92]。指南中的一个重要研究成果是中国居民平衡膳食宝塔的提出。它将中国人的饮食按照各类食物在每日饮食中所占比重分为谷薯层、蔬菜和水果层、肉禽鱼蛋层、奶类和豆制品层、食盐和烹调油层（注：以上划分不含饮水量），共五层。每层中各类食物都推荐了适宜摄入量范围，清楚直观，为我国广大人群合理调配膳食提供了技术支撑（参见附录一）。但该指南存在的一个问题是其针对所有中国人群，推荐的各类饮食摄入量的数值区间跨度较大，对于特定个体而言，存在精度较为不足的问题。中国营养学会还制定了《中国居民膳食营养素参考摄入量（2023 版）》，根据年龄、性别、体力活动水平这三个指标制定了居民每日能量的推荐摄入量[93]。该指导意见实际上把18 岁以上年龄段人群体力活动分为了三个水平：轻体力活动水平、中体力活动水平、重体力活动水平。显然，该份文献也是针对人群制定的参考标准，不仅相同性别、年龄段和体力活动水平人群的营养元素推荐摄入量非常接近，而且个体之间体重的差异在文献中也没有考虑，此外成人和老人的年龄区间跨度也较大，所以文献给出的推荐值在平衡膳食以及饮食定量化方面的作用较为有限[94]。

　　Hempo 等[48]在糖尿病领域建立了由病人属性、糖尿病病症数据库、糖尿病并发症数据库、糖尿病自我护理数据库组成的知识库，并从该知识库推理获得护理方案。方案关注于饮食与运动推荐，也包含病人生活方式的调整建议，但提供的饮食与运动方案也以定性指导为主，没有定量化的具体建议。Husain 等[66]运用案例推理、规则推理从饮食案例库中为用户推荐包含各种食材的饮食计划，但饮食计划仍以定性为主，没有考虑定量化的问题。El-Sappagh 等[65]基于糖尿病的个性化饮食推荐领域进行了一系列研究，构建了 DMTO 领域本体库，但基于该领域本体库推荐的饮食计划只包含碳水化合物、蛋白质和脂肪的参考摄入量。此外，整个推理过程仅根据糖尿病患者的基础代谢率（basal metabolic rate，BMR）估算了其每日总的能量摄入，然后按照一定的百分比分摊到碳水化合物、蛋白质和脂肪中，作为它们各自的参考摄入量。而且很多推理规则限制在糖尿病领域，也没有考虑不同个体每日活动的差异性，能量参考摄入量准确度不够，此外，仅有能量参考摄入，饮食计划实际应用价值有限。

　　人体每日通过饮食进行能量摄入，通过各种身体活动完成能量消耗，能量消耗与能量摄入紧密联系。通过对以上学者的文献研究，发现如下问题：部分学者在对饮食定量化分析时忽略了个体每日各种活动（含运动）会对每日饮食能量摄入产生的直接影响；部分学者考虑到了这一点，但也仅按类似于轻、中、重等级对个体体力活动水平进行划分，这样的方法无疑会导致量化精度不足；部分学者给出了膳食中核心产能营养素的每日参考摄入量，但仅有能量参考摄入，实际应用价值有限。因此，为了能科学且较为精确地计算每日各类饮食的摄入量，必须对个体每日各种活动的能量消耗进行准确计算或精度较高的估算。

　　成人每日能量总消耗（total energy expenditure of adults，TEEA）分为三个部分，

分别为BMR、活动代谢消耗（activity metabolic expenditure，AME）、食物特殊动力作用（specific dynamic action，SDA）[95]，即通常情况下TEEA=BMR+AME+SDA（暂未包括孕妇和儿童特殊生长阶段）。BMR是指人体在基础状态下单位时间内的能量代谢。基础状态是指人处在非常安静的环境中，头脑清醒、无肌肉活动、环境温度为人体不感温（在空气中一般为24℃）、不进食、无精神紧张情况时的状态。BMR有多种计算方式，分析表明，Schofield公式[96]更适合于估算成年人的BMR[97]，该公式考虑了身高、体重、年龄、性别等因素。值得注意的是，Schofield公式以欧美发达国家的健康成年人为参考，而中国居民的体格与这些国家的居民体格存在较大差异，因此为了更适合我国普遍人群BMR计算，对于18岁以上人群，中国营养学会推荐将Schofield公式下调5%。SDA又称食物的热效应，指人体因摄取食物而引起一系列生化反应所产生的能量消耗，其测试相对复杂，一般混合膳食所产生的SDA通常用10%BMR表示[98]。国内学者开发了常用日常生活、娱乐及工作活动的代谢当量表[99]，部分参见附录二。国外学者也开发了包含多种身体活动方式和对应运动强度的量表[100]，量表数据覆盖面广，包括体育锻炼、通勤出行、家务劳动、娱乐与商务活动等。该量表中的身体活动都对应有唯一的代码，用户可以很方便地通过量表查询各种活动的运动强度。依据学者们开发的人体各种活动的代谢当量表，本书把AME区分为体育运动、工作活动、家务劳动、休闲娱乐、通勤以及睡眠，每种典型的活动都有对应的运动强度，可查询代谢当量表获取。

综上所述，国内外专家、学者已经做出诸多有价值的研究，但仍存在一些明显不足：①国家公布的权威指南《中国成人身体活动指南》《全民健身指南》《中国居民膳食指南（2016）》给出了运动与饮食的推荐运动时间范围和饮食摄入量范围，但这些推荐值范围都是基于人群给出，未充分考虑不同个体每日的运动与饮食差异，而且数值区间跨度较大，精度不足，无法准确应用于特定个体；②部分学者给出了膳食中核心产能营养素的每日参考摄入量，但仅有能量参考摄入，实际应用价值有限；③现有的学者在对运动和饮食进行定量化分析时大多忽略了个体每日运动与饮食之间应该有的紧密联系。部分学者考虑到了这一点，但也仅按类似于轻、中、重等级对个体体力活动水平进行划分，量化精度较为不足。本书在定性的运动方案和饮食方案的基础上，以每日推荐能量净消耗作为模型目标，对个体每日从事的活动进行了详细的划分和时间计算，同时遵循饮食能量摄入与按目标BMI计算的每日能量总消耗相平衡原则，从而构建出了个性化运动与饮食方案量化模型，运动量化与饮食量化紧密联系，模型较之前的研究更科学，可操作性更强。

2.4　本 章 小 结

　　基于本书的研究目标，本章分别从健康管理知识库、知识推理、个性化健康管理方案定量化三方面总结了相关领域的研究进展，分析了前人研究存在的问题。本书的核心研究内容包括：使用领域本体构建健康管理方案知识库模型；引入模糊 Petri 网进行大规模知识推理以及方案智能生成算法设计；个性化运动以及饮食方案定量化；通过文献综述，详细分析了前人研究存在的不足，阐述了本书的创新之处。

　　本章首先讲述了健康管理知识库当前的研究进展以及存在的问题，同时也阐述了将领域本体纳入健康管理知识库构建过程的重要性。可以看出，国内外有关健康管理知识库以及相关领域本体的研究仍很匮乏，突出体现在：知识库内容都是以疾病为线索，健康干预相关的信息非常少；知识库内容都是以静态形式展示的科普型的定性知识，个性化严重不足；本体的体量小，普遍设计单一，结构简单，只实现了在较小领域范围内的知识分类和概念组织；实际应用成果较少，缺乏实际应用的检验和完善；没有对健康干预相关的概念进行挖掘，也没有对健康管理方案进行概念归纳和属性定义。其次，本章继续讲述了知识推理方法当前的研究进展，阐述了基于产生式规则的知识推理、基于案例的知识推理、基于人工神经网络的知识推理和基于本体推理机的知识推理存在的问题，解释了本书在健康管理领域引入模糊 Petri 网，采用矩阵运算的并行推理方法能解决大规模知识推理的效率问题，同时也说明了方案推荐算法的创新性。在此基础上，本章说明了本书的健康管理方案定量化主要从运动定量化和饮食定量化两个方面展开，同时也讲述了当前在健康管理领域，运动和饮食定量化的研究进展以及存在的问题。这些不足主要体现在：国家的权威指南都是基于总体人群给出的推荐运动时间范围和饮食摄入量范围，数值区间跨度较大，精度不足；部分学者仅给出了膳食中碳水化合物、蛋白质和脂肪的每日能量参考摄入；大多数学者在定量化分析时忽略了个体每日运动与饮食之间应有的紧密联系。最后，阐述了本书运动和饮食定量化方法的创新性。

第3章　健康管理方案知识库模型构建

3.1　本体建模方法

3.1.1　本体内涵

前文已就本体的基本概念进行了描述。Studer 等在其 1998 年发表的论文中提出："本体是共享概念模型明确的、形式化的规范说明"[101]，该定义目前在业界被广泛接受。根据定义，本体的目标是获取相关领域的知识，抽取领域内可以被应用且共同认可的概念以及概念之间的关系，同时采用形式化的模式或语言给出这些概念和概念间的关系的明确定义。

由于 Studer 等给出的定义缺乏形式化和明确的本体组成成分，为了能实际开发和应用本体，众多学者做了进一步的深入研究。Pérez 和 Benjamins 在 1999 年发表的论文中用分类法组织了本体，归纳出五个基本建模元语[102]，包括：概念或类、概念的属性、关系、实例和公理，各项解释如下。

（1）概念（类，C）：表示对象的集合，对象是对现实世界个体的抽象，一般包括概念的名称以及自然语言对概念的描述。

（2）概念的属性（类的属性，A）：只有概念或类的体系是不完备的，必须要同时创建概念或类的属性（class properties）。一个概念的所有属性构成了概念的内涵，不同的概念应具有不同的属性集合。概念的属性一般指描述概念的数据属性（data properties），每个属性都有其定义域和值域，定义域就是这个概念本身，值域则表示属性的取值范围。例如，××男性患者，身高 172cm，年龄是 58 岁，BMI 为 26.5kg/m^2，数据属性"性别""身高""年龄"和"BMI"连接个体和数据"男"，172，58，26.5。显然"性别"的值域可以为"男"或"女"，"身高"的值域可以为正整数。

（3）关系（R）：包括层次关系和非层次关系。概念间的层次关系主要是父–

子关系（is-a 关系）和类–实例关系（instance-of）。对于非层次关系，主要通过概念的对象属性（object properties）描述，表示概念与其他概念之间的逻辑关系。例如，阿司匹林对冠心病患者有治疗作用，可归纳为"阿司匹林治疗冠心病"，"阿司匹林"和"冠心病"是两个概念，"治疗"是它们之间的关系。对象属性也有定义域和值域，上述例子中，"治疗"的定义域可以是"药品"（"阿司匹林"是药品的一个实例），值域是"疾病"（"冠心病"是疾病的一个实例）。

（4）实例（I）：概念或类的一个具体实现，表示其部分或全部属性被赋予了具体值的一个概念。

（5）公理（X）：表示本体内存在的事实，采取特定逻辑形式的永真断言。例如，可以断言男人和女人两个概念永不相交。

在实际进行本体开发时，根据领域应用的具体情况，可以灵活选择本体建模元语。

3.1.2 建模方法

由于各自问题领域的差异性，目前并没有一个标准的方法来构建本体。当前最被业界认可的，能在本体构建过程中发挥指导作用的是由 Gruber 提出的五项原则[35]。

（1）清晰、客观：本体的自然语言定义应该明确和客观，方便用户理解各种概念和术语。

（2）一致：本体的推论必须与本体原始定义相容，没有冲突。

（3）可扩展：当添加新概念或术语时，本体应尽量支持可以继承现有的概念或术语，避免直接修改其现有结构。

（4）最小编码偏误：概念定义应尽量避免符号层编码，只在知识层说明。

（5）最小承诺：应尽量少地对建模本体进行约束。

构建本体库的方式依领域的不同而不同。目前具有代表性的本体构建方法有：①主要用于领域知识本体的七步法、骨架法等方法[103-109]；②主要强调本体迭代循环并支持本体演进的循环获取法[110]、五步循环法[111]。

由于缺乏统一的本体构建标准和方法，在构建领域本体的过程中，主要依据的仍然是具体的应用场景。本书领域本体的开发基于骨架法的基本流程，同时也参考了七步法提出的构建过程和内容。七步法提出的构建过程和内容包括：①确定本体的领域范围；②思考是否能重用现有本体；③基于应用目标，尽量完整归纳领域的重要概念和术语；④定义类与类的继承结构；⑤定义类的属性，包括数据属性和对象属性；⑥定义属性的取值类型、取值范围等约束；⑦创建本体实例。

骨架法提出的本体构建基本流程见图 3-1。

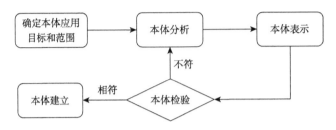

图 3-1　骨架法本体构建基本流程

为了构建心血管病领域的个性化健康管理方案本体知识库模型，本书基于骨架法的基本流程，同时参考七步法的过程与内容，在遵循 Gruber 提出的五项本体开发原则的基础上，设计的建模方法如图 3-2 所示。

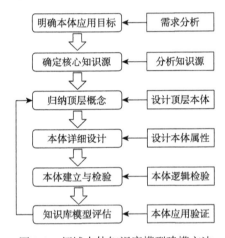

图 3-2　领域本体知识库模型建模方法

（1）明确本体应用目标。首先应进行应用范畴分析，明确要利用知识库解决哪些管理问题，即确定本体的应用目标，进而才能确定知识库的范畴以及可能涉及的知识源。

（2）确定核心知识源。明确应用目标后，需要根据需求分析的结果确定相关的知识源，在可能存在的众多知识源中确定相关度高的核心知识源。这些知识源将作为后续本体归纳、详细设计以及模型评估的知识基础。

（3）归纳顶层概念。采用自顶向下的本体设计方法，基于核心知识源，归纳知识库模型的顶层概念结构，从而确定所涉及的所有本体概念。

（4）本体详细设计。基于核心知识源，对归纳的每一个顶层本体进行详细设计，包括设计本体的数据属性和对象属性，以及属性的类型和可能的值域范围。

（5）本体建立与检验。本体详细设计完毕后，应使用专业的本体建模工具对知识库的概念模型予以建立与检验，包括架构合理性以及逻辑的一致性检验。

（6）知识库模型评估。领域本体设计的最终目标是应用，因此，知识库的模型评估也主要是从应用层面对本体设计的有效性和实用性进行验证。应基于领域本体知识库模型实现可运行的知识库系统，并完成一定规模的知识录入和存储。考量的核心目标是知识库系统对多源异构的健康管理方案知识逻辑化和结构化的能力，即知识表示的能力。

对于领域本体知识库模型而言，很难一次就构建完成，常常需要在实际应用环境中反复迭代和完善。

本书在构建领域本体时采用了被广为接受的可视化本体开发工具 Protégé。该系统由斯坦福大学开发，能支持用户通过简单且直观的操作完成本体的开发。Protégé 支持中文，采用模块化设计，提供了各种 plugin（插件）接口，便于开发人员构建和校验本体，具有很强的扩展性。

3.2　领域本体知识库模型构建

3.2.1　明确本体应用目标

本书设计的本体库侧重于心血管病领域的健康管理方案，其主要用户是缺乏专业医学知识、有健康管理需求的普通人群。领域本体设计的主要目的是构建个性化健康管理方案知识库，实现对多源异构的健康管理方案知识逻辑化和结构化，同时，为后续实现个性化健康管理方案推荐这一应用目标做支撑。表 3-1 是本书构建的健康管理方案知识库与当前健康知识库的主要区别。

表 3-1　本书构建的健康管理方案知识库与当前健康知识库的主要区别

当前研究	本书研究
缺乏适合普通大众的健康管理知识库	面向公众的个性化健康管理知识库
个性化程度低，以科普健康知识为主	考虑个性化，涉及个体健康特征与外部环境特征，以支持个性化健康管理为目标
以疾病为主要线索，以诊疗为核心	以健康管理方案为主要线索，以预防为核心，覆盖养生、防病、因病调理和康复管理
较少考虑自然环境和社会环境对健康的影响	充分考虑自然环境和社会环境对个体健康的影响
推荐方案多为定性指导方案，可操作性、可实施性不足	包含运动、饮食、生活起居和辅助用药方案，且饮食、运动方案能推荐定量化的结果

3.2.2 确定核心知识源

由 3.2.1 节叙述可知,领域本体设计的主要目的是构建个性化健康管理方案知识库,基于此,本书确定了以下核心知识源。

(1)专业的健康管理书籍。课题组共购买了 82 本专业的心血管领域的健康管理书籍。

(2)健康管理相关的核心期刊文献。课题组总计下载了 520 余篇心血管领域的相关文献。

(3)国家公布的与健康管理相关的权威指南,如《中国居民膳食指南(2016)》《全民健身指南》《中国成人身体活动指南》等。

(4)医学术语。由于 SNOMED CT 是当今国际广为使用的医学术语产品[112],常作为医疗大数据结构化和标准化的术语标准,因此本书将其作为知识库中与临床相关的标准化医学术语的依据。

(5)领域专家。本书在健康管理方案领域本体知识库模型构建、知识库系统实现、知识库模型验证、方案知识确定性评分以及后续的方案智能生成评价过程中,均以课题组合作医院的心血管内科医生、公共营养师和康复理疗师的意见作为指导或依据。

3.2.3 归纳顶层概念

本书领域概念主要关注两个方面——心血管病领域的健康管理方案和个性化健康管理,因此领域概念的获取从上述两个方面入手。基于 2.1 节对健康管理的综述可知,健康管理需要掌握个体的健康特征信息。同时,考虑到外部环境对个体健康的直接影响,本书将健康特征信息归纳为个体健康特征信息和外部环境特征信息。环境因素、不良生活习惯因素(如吸烟、过度饮酒、不健康饮食、缺乏运动)、长期生理/心理压力等是引发心血管病的关键危险因素。健康管理方案也主要是对这些危险因素进行可能的干预以达到预防和辅助治疗的目的。基于以上研究认识,在参考了大量专业的心血管病的健康管理书籍、期刊、国家公布的权威指南的基础上,同时结合相关领域专家的意见,本书提出心血管病领域健康管理方案的四个本体层级:基础本体层(如疾病类、药品类、食材类、菜谱类等本体),个体健康特征本体层(如家族史类、个体疾病史类等本体),环境特征本体层(自然环境类和社会环境类)和健康管理方案本体层(健康管理方案类和健康管理方案实施类)。图 3-3 说明了本书所构建的本体层次以及各层所包含的本体。

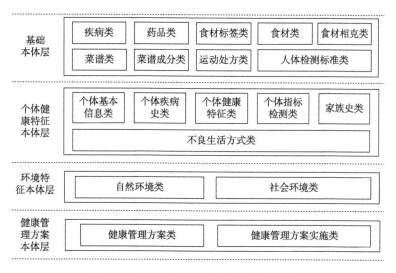

图 3-3　健康管理方案领域本体层次结构

3.2.4　本体详细设计

归纳顶层概念的过程中，每个概念都与相关领域专家进行了讨论，包括如下几个层级：基础本体层、个体健康特征本体层、环境特征本体层、健康管理方案本体层。各个关键本体及属性说明如下。

1. 基础本体层

基础本体层包括了疾病类、药品类、人体检测标准类、食材标签类、食材类、食材相克类、菜谱类、菜谱成分类、运动处方类。疾病类基于 Hadzic 和 Chang[113] 提出的四维通用疾病本体顶层框架来扩充本书提出的领域概念，疾病类主要包含专业术语、其他术语、所属科室、临床表现等概念属性。药品类则参考美国公开健康知识库 MedlinePlus[26]、WebMD[27]等的药品库，主要包括通用名、商品名、药品生产厂商、批准文号、剂型、用法、用量、规格、不良反应、禁忌、注意事项等。考虑到依据个体健康特征信息进行方案推荐以及依据健康管理方案对个体不良生活习惯、运动和饮食进行干预的目的，基础本体层还加入了人体检测标准类、菜谱类、食材类与运动处方类。人体检测标准类定义了各年龄组、不同性别、不同特殊时期健康人群的身体检测指标的正常值范围和异常值范围，主要包括人体检测指标、各指标的正常值范围以及三种异常等级及异常值范围。为了实现科学化、定量化地推荐饮食方案，本书在参考《中国居民膳食营养素参考摄入量（2023版）》的基础上，构建了食材类、菜谱类、菜谱成分类，为未来饮食方案定量化奠定了基础。菜谱类包括菜名、三餐类别、是否主食、菜谱成分、功效、烹饪步骤等属性。其中，三餐类别指该菜谱适合当早餐、午餐或晚餐，一个菜谱可同时适合二餐或三餐（如某菜谱既适合当午餐也适合当晚餐）。"是否主食"属性为 0 代表该菜谱为非主食，为 1 代表该菜谱为主食（如小米粥为主食，芹菜炒肉片为非主食）。食材类包含食材名称、所属类别、收入水平、热量、蛋白质、脂肪、碳水化合物、膳食纤维、胆固醇等营养素含量属性。其中，收入水平指有该食材消费能力人群的收入水平，具体可参考环境特征本体层中社会环境类的收入水平属性的详细说明。同时，在考虑了不同食材之间可能出现的"相克"情况的基础上（如螃蟹与柿子不宜同时食用①）构建了食材相克类。运动方案也与之类似，本书在参考《中国成人身体活动指南》的基础上，构建了运动处方类，主要包含运动种类、运动名称、运动方法、运动强度、注意事项、适用人群等属性。其中，运动方法指运动的具体实施步骤和方法。运动强度的单位是 Met，指实施该运动时，人体所产生的能量消耗，具体可参考前文关于代谢当量的详细说明。表 3-2 详细列明该层级下的各个类、属性以及可能的属性值。（注：本体分析表格中[ ]代表该属性值为某一个类的实例，{ }则代表该属性值可以包含多个值，list of class 代表多个类的集合）。

表 3-2　基础本体层的各个类、属性以及可能的属性值

类	属性	类型	值域
疾病类	专业术语	string	心肌梗死，冠状动脉粥样硬化……
	其他术语	string	……
	所属科室	string	心内科，心外科……
	临床表现	array of string	{心悸，胸痛，…}
	病因	string	……
	检查项目	array of string	{血常规，…}
	并发症	array of string	{糖尿病肾病，…}
	好发人群特征	array of string	{高血压人群，肥胖人群，…}
	总体患病率	decimal(18,2)	×%
	总体治愈率	decimal(18,2)	×%
	治疗周期	integer	×天或月或年
	总体治疗成本	integer	×元
	常用药品	list of class	{[阿司匹林]，[药品 2]，…}
药品类	通用名	string	Aspirin enteric-coated tablets（阿司匹林肠溶片）……
	商品名	string	Acetylsalicylic acid（阿司匹林）……
	药品生产厂商	string	拜耳医药保健有限公司……
	批准文号	string	国药准字×××……

---

① https://www.xiangha.com/xiangke/。

续表

类	属性	类型	值域
药品类	性状	string	薄膜衣片……
	剂型	string	片剂……
	成分	string	阿司匹林……
	规格	string	100mg×30 片……
	适应证	list of class	{[疾病 1]，[疾病 2]，…}
	用法	string	口服……
	用量	string	×mg/d，×mg/次……
	不良反应	array of string	{恶心，呕吐，…}
	禁忌	string	……
	有效期	integer	×月
	注意事项	string	……
	贮藏	string	避光密封……
人体检测标准类	年龄范围	range	×～×岁
	性别	string	男，女
	特殊时期	string	哺乳期，孕期，更年期
	检测指标	string	总胆固醇，甘油三酯……
	正常值范围	range	×～×
	异常等级 1	string	……
	异常等级 1 范围	range	×～×
	异常等级 2	string	……
	异常等级 2 范围	range	×～×
	异常等级 3	string	……
	异常等级 3 范围	range	×～×
食材标签类	标签名称	string	酸性食物，碱性食物，高脂肪含量食物……
食材类	收入水平	integer	0 代表低收入人群，1 代表中间偏下收入人群，2 代表中间收入人群，3 代表中间偏上收入人群，4 代表高收入人群
	食材名称	string	……
	食材标签	list of class	{[酸性食物]，[高脂肪含量食物]，…}
	所属类别	string	膳食宝塔中的类别，"谷薯""蔬菜"……
	热量	integer	×kcal/100g
	蛋白质	integer	×mg/100g
	脂肪	integer	×mg/100g
	碳水化合物	integer	×mg/100g

续表

类	属性	类型	值域
食材类	膳食纤维	integer	×mg/100g
	胆固醇	decimal(18,2)	×mg/100g
	微量元素 1	string	……
	微量元素 1 含量	decimal(18,2)	×mg/100g
	微量元素 2	string	……
	微量元素 2 含量	decimal(18,2)	×mg/100g
	有效月份	string	特指食材可获取的月份：1, 2, 3……
食材相克类	食材 1	class	代表食材 1 与食材 2 相克
	食材 2	class	
菜谱类	菜名	string	番茄炒蛋……
	其他菜名	array of string	{西红柿炒蛋, …}
	是否主食	integer	0 代表非主食，1 代表主食
	三餐类别	array of string	{早餐, 午餐, 晚餐}（可同时为午餐, 晚餐等）
	用餐人数	integer	×人（建议的用餐人数）
	烹饪难度	integer	0 代表低，1 代表中，2 代表高
	烹饪时间	integer	×min
	菜谱成分	list of class	{[番茄], [鸡蛋], …}
	功效	string	补充蛋白质……
	烹饪步骤	string	……
	注意事项	string	……
菜谱成分类	食材	class	[番茄]
	成分类别	string	主料，辅料（通常量很小，如姜、蒜等）
	参考用量	integer	×g（用餐人数对应的参考用量）
运动处方类	运动种类	string	有氧运动……
	运动名称	string	慢跑（5.6km/h）
	运动强度	integer	× Met
	运动方法	string	……
	注意事项	string	……
	禁忌	string	……
	适用人群	array of string	{高血压患者, …}
	功效	string	锻炼心肌……

注：表中数据类型 string 代表字符串；decimal(18,2)代表带两位小数的数值；integer 代表整数；range 代表范围；list of class 代表类列表；array of string 代表字符串数组

2. 个体健康特征本体层

根据《中国居民营养与慢性病状况报告（2015 年）》，居民健康状况与性别、年龄、教育水平、地区和季节有密不可分的关系[114]。对个体不良生活方式的干预在慢性病管理中也至关重要[11]。在《国家基本公共卫生服务规范（2009 年版）》中，中医体质辨识就被纳入城乡居民健康档案管理工作中[115]。研究表明，不同种族人群心血管病患病风险也有较大差异，如黑种人比黄种人更易患高血压。众所周知，一些心血管病具有遗传性，如父母血压高，子女也易患高血压；脑中风多发的家族，其家庭成员也更易患病，这说明家族史和个体疾病史也是心血管病健康管理必须要考虑的重要因素。为了充分描述心血管病领域的个体健康特征信息，个体健康特征本体层包括：个体基本信息类、不良生活方式类、家族史类、个体疾病史类、个体指标检测类和个体健康特征类。个体基本信息类包括：省区市、城市、年龄、血型、BMI、民族、种族、特殊时期（如处于孕期）等基本属性。个体基本信息类中引入饮食偏好和饮食禁忌属性是为个性化饮食方案推荐打下基础。表 3-3 详细列明该层级下的各个类、属性以及可能的属性值。

表 3-3　个体健康特征本体层的各个类、属性以及可能的属性值

类	属性	类型	值域
个体基本信息类	省区市	string	北京，上海，广东，新疆……
	城市	string	杭州，苏州……
	年龄	integer	×
	年龄组	integer	0 代表婴幼儿（0~4 岁），1 代表儿童（5~11 岁），2 代表少年（12~18 岁），3 代表青年（19~35 岁），4 代表中年（36~59 岁），5 代表老年（60 岁~）
	性别	string	男，女
	身高	integer	×cm
	体重	integer	×kg
	血型	string	A，B，O，AB
	BMI	decimal(18,1)	×
	腰围	decimal(18,1)	×
	腰围身高比	decimal(18.2)	×
	最大摄氧量	decimal(18.2)	ml/（kg·min）
	种族	string	黄种人，白种人，黑种人，棕种人
	民族	string	汉族，藏族……
	特殊时期	string	哺乳期，孕期，更年期

续表

类	属性	类型	值域
个体基本信息类	中医体质	string	平和，阳虚，阴虚，气虚，痰湿，湿热，特禀，血瘀，气郁
	人群特征	array of string	{高血压人群，肥胖人群，…}
	饮食禁忌	list of class	{[食材1]，[食材2]，…}或{[食材标签1]，[食材标签2]，…}
	饮食偏好	list of class	{[食材标签1]，[食材标签2]，…}
不良生活方式类	生活习惯	string	吸烟，喝酒，久坐，熬夜，缺乏锻炼，无定期体检，喝水少……
	程度	integer	0代表轻微，1代表中等，2代表严重
个体指标检测类	检测指标	string	收缩压，舒张压……
	检测值	float	×
	检测时间	datetime	yyyy-MM-dd
	检测机构	string	……
家族史类	亲属关系	string	父亲，伯伯，叔叔……
	病症	list of class	{[疾病1]，[疾病2]，…}
个体疾病史类	病症	class	[疾病1]
	程度	integer	1代表Ⅰ级，2代表Ⅱ级，3代表Ⅲ级，4代表Ⅳ级
	确诊时间	datetime	yyyy-MM-dd
	治愈时间	datetime	yyyy-MM-dd
	持续时间	integer	×d
	当前状态	string	痊愈，治疗中……
	用药	list of class	{[药品1]，[药品2]，…}
个体健康特征类	基本信息	class	[个体基本信息]
	不良生活方式	list of class	{[不良生活方式1]，[不良生活方式2]，…}
	检测信息	list of class	{[个体指标检测1]，[个体指标检测2]，…}
	家族史	list of class	{[家族史1]，[家族史2]，…}
	个体疾病史	list of class	{[疾病史1]，[疾病史2]，…}
	个体自然环境信息	class	[自然环境]
	个体社会环境信息	class	[社会环境]

注：表中数据类型datetime代表日期型；float代表浮点数；class代表类；decimal(18,1)代表带一位小数的数值；其他同表3-2

3. 环境特征本体层

根据《中国心血管病报告 2018》，心血管病与环境状态有密不可分的关系，包括自然环境和社会环境。省区市、城市、季节、节气、空气质量指数（air quality index，AQI）等都属于自然环境因素。基于前文综述可知社会经济/心理行为因素（如精神紧张等）也是心血管病重要危险因素，通过概括相关文献，本书将社会环境本体层分为职业特征、教育水平、收入水平和精神压力属性。基于文献[116]，职业特征可区分为非体力劳动、轻体力劳动、中等强度体力劳动和大强度体力劳动。非体力劳动职业特征主要表现在以坐姿为主。轻体力劳动职业特征表现在以站立或有间断行走为主，可能伴随上肢的轻微动作。中等强度体力劳动职业特征表现在有手和臂的持续性动作、臂和腿的动作或臂和躯干的动作。大强度体力劳动职业特征表现有臂和躯干负荷性工作，大强度的挖掘、搬运或快到极限节律的极强活动。基于国家统计局《中华人民共和国 2022 年国民经济和社会发展统计公报》，居民按收入水平可划分为低收入人群、中间偏下收入人群、中间收入人群、中间偏上收入人群、高收入人群[117]。低收入人群的年平均可支配收入为 8601 元，中间偏下收入人群的年平均可支配收入为 19 303 元，中间收入人群的年平均可支配收入为 30 598 元，中间偏上收入人群的年平均可支配收入为 47 397 元，高收入人群的年平均可支配收入为 90 116 元。基于文献[118]，本书把压力分为轻松级、挑战级、压力级、重压级和痛苦级。轻松级指毫无压力，身心都很舒适。挑战级指身心进入了一个非舒适区，需要小心应对出现的情况。压力级则往往是在挑战阶段出现了未解决的问题，身心的这种不舒适出现了不同程度的加剧，容易出现缺乏耐心、易怒、感到无所适从等状况。重压级指个人已经无法应对未解决问题所带来的压力了，身心感到越来越无力。痛苦级指在重压级的基础上，个人所面临的问题已经让自身长期处于一种无能为力但又必须面对问题的困境当中，常见困境有个人感情出了问题、家庭的重大变故等。表 3-4 详细列明该层级下的各个类、属性以及可能的属性值。

表 3-4　环境特征本体层的各个类、属性以及可能的属性值

类	属性	类型	值域
自然环境类	省区市	string	北京，上海，广东，新疆……
	城市	string	杭州，苏州……
	季节	string	春，夏，秋，冬
	节气	string	立春，立冬，冬至……
	气温	integer	×℃
	气压	decimal(18,1)	×hPa

续表

类	属性	类型	值域
自然环境类	相对湿度	integer	×%
	风力	integer	×级
	天气状况	string	多云，晴，阴……
	空气质量指数	integer	×
	PM$_{2.5}$	integer	×
社会环境类	职业特征	integer	非体力劳动(0)，轻体力劳动(1)，中等强度体力劳动(2)，大强度体力劳动(3)
	教育水平	integer	小学或更低(0)，中学(1)，本科（含大专）(2)，研究生及以上(3)
	收入水平	integer	低收入人群(0)，中间偏下收入人群(1)，中间收入人群(2)，中间偏上收入人群(3)，高收入人群(4)
	精神压力	integer	轻松级(0)，挑战级(1)，压力级(2)，重压级(3)，痛苦级(4)

注：decimal(18,1)代表带一位小数的数值，表中其他数据类型含义同表 3-2

4. 健康管理方案本体层

健康管理方案本体层包括健康管理方案类和健康管理方案实施类。如前所述，本书创建领域本体的应用目标是实现心血管病领域个性化的健康管理方案推荐，所以健康管理方案类是所有本体中的核心本体。考虑到个性化这一前提，本书创建的健康管理方案类本体层包括：方案基本属性、方案对应个体健康特征属性、方案对应环境特征属性和实施操作属性。方案基本属性主要包括：方案名称、方案阶段、方案类型、知识来源、知识层级等属性。基于"未病先防、欲病救萌、既病防变、愈后防复"的思想，本书将方案阶段分成四个阶段，如图 3-4 所示。

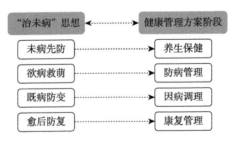

图 3-4　健康管理方案阶段

基于前文综述，健康管理核心离不开运动、饮食、生活习惯和用药四个方面的实施干预，所以本书将方案分成四种类型，即运动管理、饮食管理、生活起居管理和辅助用药管理。知识来源属性则代表该条健康管理方案的文献来源。确定性得分代表知识的确定性程度，由课题组的医学专家在知识库系统中定期逐条审核予以确定，分值越高，确定性也越高。通过阅读大量的专业的心血管病健康管理书籍，健康管理方案知识可以归纳为三种知识层级：定性层、量化层和实施操作层。定性层的知识经常出现在饮食或运动类型的方案上，如教人宜吃、不宜吃什么食物或宜做、不宜做什么运动，但知识并没有明确应该吃多少或者应该做多少运动，缺乏量化指标。定性层知识是对知识主体的性质、特点、规律做出的方向性判断，如心肌梗死患者不宜剧烈运动。量化层知识不仅包含方向性判断，还包含依据科学研究得到的具体量化指标，如患高血压中老年人群每日食盐摄入量应限制在 4g 或更低[①]。实施操作层知识不仅包含方向性判断和量化指标，还包含具体的实施过程，如心绞痛患者进入康复期后适宜散步，每天 2 次，每次持续30min[②]。

为了对方案实施的具体内容进行刻画，本书对方案的实施操作属性进行了较为详尽的结构划分，引入了健康管理方案实施类，包括实施场景、实施标的、实施关系、实施动作，实施方法、实施作用、约束条件等属性。实施场景指方案对干预发生的时间、地点、环境等的描述，如"运动时""洗澡时"等。实施标的指宜吃或不宜吃的食物（食材和菜谱）、宜做或不宜做的运动、宜服用或不宜服用的药物。实施关系指"宜""不宜""禁止"等关系。实施动作指"吃""喝"等。实施方法描述实施标的具体的实施步骤、过程。约束条件指对实施标的或实施方法存在的约束、限制或特别注意事项的描述。例如，知识"患高血压中老年人群每日食盐摄入量应限制在 4g 或更低"，实施标的为"食盐"、实施关系为"不宜"、实施动作为"吃"、约束条件为"摄入量应限制在 4g 或更低"，其他未涉及属性为空。知识"心绞痛患者进入康复期后适宜散步，每天 2 次，每次持续 30min"，实施标的为"散步"、实施关系为"宜"，实施方法为"每天 2 次，每次持续 30min"，其他未涉及属性为空。

一条健康管理方案的实施属性允许对应多条健康管理方案实施类的实例。方案对应个体健康特征属性则代表该方案所关联的个体健康特征信息，如该健康管理方案仅针对女性、年龄 45 岁以上、高血压患者。方案对应环境特征属性代表该方案所关联的环境特征信息，如该方案仅针对冬季、$PM_{2.5}$ 为中度以上污染时采用。健康管理方案本体正是通过个体健康特征属性和环境特征属性与特定个体的健康特征和所处的环境特征进行匹配，进而实现心血管病领域个性化健康管理方案推荐目标，所以健康管理方案本体本身又包含方案推荐规则，图 3-5 显示了个性化健康管理方案推理模式，表 3-5 详细列明该层级下的健康管理方案类、健康管理

---

① 《秦医师细话：心脑血管疾病的康复运动+饮食调养》73 页知识归纳所得，此处仅为举例使用。

② 《心血管病防治随身书》125~126 页知识归纳所得，此处仅为举例使用。

方案实施类它们各自的属性以及可能的属性值。

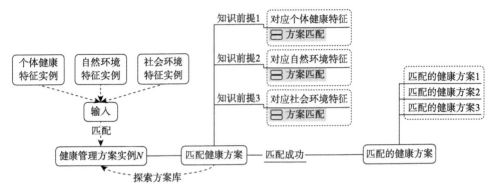

图 3-5　个性化健康管理方案推理模式

表 3-5　健康管理方案本体层的各个类、属性以及可能的属性值

类	属性	类型	值域
健康管理方案类	方案阶段	string	养生保健，防病管理，因病调理，康复管理
	方案类型	string	饮食管理，运动管理，生活起居管理，辅助用药管理
	方案名称	string	……
	知识来源	string	……
	确定性得分	integer	0～100分
	开始页码	integer	×
	截止页码	integer	×
	知识层级	string	0(定性层), 1(量化层), 2(实施操作层)
	人体系统	string	血液循环系统，内分泌系统，运动系统，呼吸系统，消化系统，泌尿系统，生殖系统，免疫系统，神经系统
	器官	string	心脏，肾脏……
	方案实施操作	list of class	{[方案实施操作 1]，[方案实施操作 2]，…}
	方案知识前提 1：匹配个体健康特征/基本信息		
	年龄组	array of integer	{0, 1, 2, 3, 4, 5}
	性别	array of string	{男，女}
	身高	range	×～×cm
	体重	range	×～×kg
	血型	array of string	{A, B, O, AB, …}
	BMI	range	×～×
	腰围	range	×～×

续表

类	属性	类型	值域
健康管理方案类	腰围身高比	range	×～×
	种族	array of string	{黄种人，白种人，黑种人，棕种人}
	民族	array of string	{汉族，藏族，…}
	特殊时期	array of string	{妊娠期，孕期，更年期}
	中医体质	array of string	{平和，阳虚，阴虚，气虚，痰湿，湿热，特禀，血瘀，气郁}
	人群特征	array of string	{高血压人群，肥胖人群，…}
	适用疾病	class	[疾病 1]
	程度	integer	1-Ⅰ级，2-Ⅱ级，3-Ⅲ级，4-Ⅳ级
	方案知识前提 1：匹配个体健康特征/不良生活方式		
	不良生活方式	list of class	{[生活方式 1]，[生活方式 2]，…}
	方案知识前提 1：匹配个体健康特征/指标检测		
	检测指标	array of string	{收缩压，舒张压，…}
	检测值范围	array of range	{×～×，×～×，…}
	方案知识前提 1：匹配个体健康特征/家族史		
	家族史	list of class	{[家族史 1]，[家族史 2]，…}
	方案知识前提 1：匹配个体健康特征/个体疾病史		
	个体疾病史	list of class	{[疾病史 1]，[疾病史 2]，…}
	方案知识前提 2：适用社会环境特征		
	职业特征	array of integer	{0，1，2，3}
	教育水平	array of integer	{0，1，2，3}
	收入水平	array of integer	{0，1，2，3，4}
	精神压力	array of integer	{0，1，2，3，4}
	方案知识前提 3：适用自然环境特征		
	省区市	array of string	{新疆，西藏，内蒙古，…}
	城市	array of string	{杭州，苏州，…}
	季节	array of string	{春，夏，秋，冬}
	节气	array of string	{立春，立冬，冬至，…}
	气温	range	×～×℃
	气压	range	×～×hPa
	相对湿度	range	×～×%
	风力	range	×～×级

续表

类	属性	类型	值域
健康管理方案类	天气状况	array of string	{多云，晴，阴，…}
	空气质量指数	range	×～×
	PM$_{2.5}$	range	×～×
健康管理方案实施类	实施场景	string	运动时，洗澡时，睡觉时……
	实施标的	class	[食材类]、[菜谱类]、[药品类]、[运动处方类]
	实施关系	string	宜，不宜，禁止……
	实施动作	string	吃，喝……
	实施方法	string	……
	实施作用	string	……
	副作用	string	……
	约束条件	string	……

注：表中数据类型 array of integer 代表整数数组；array of range 代表范围数组；class 代表类；其他同表 3-2

3.2.5　本体建立与检验

本书通过人工获得方式概括自定义的本体之间的关系，包括：个体健康特征与个体基本信息、检测信息、个体疾病史、家族史、自然环境特征、社会环境特征的关系，疾病与个体基本信息、家族史、个体疾病史、药品的关系，菜谱与食材的关系，健康管理方案与个体基本信息、自然环境特征、社会环境特征等的关系。具体定义见表 3-6。

表 3-6　本体自定义对象属性关系表（部分）

域	关系	取值范围	描述
个体健康特征	Has_base_info	个体基本信息	
个体健康特征	Has_body_test	检测信息	
个体健康特征	Has_disease_history	个体疾病史	
个体健康特征	Has_family_disease_history	家族史	
个体健康特征	Has_unhealthy_lifestyle	不良生活方式	
个体健康特征	Has_natural_enviroment	自然环境特征	
个体健康特征	Has_social_enviroment	社会环境特征	
个体健康特征	Implement_programs	健康管理方案	
个体基本信息	Has_diseases	疾病	

域	关系	取值范围	描述
个体疾病史	Has_diseases	疾病	
家族史	Has_diseases	疾病	
菜谱	Has_recipe_ingredients	菜谱（主）成分	
菜谱成分	Has_ingredients	食材	
疾病	Use_drugs	药品	
药品	Treat_diseases	疾病	
……	……	……	
健康管理方案	precondition.agegroup	（匹配）年龄组	健康管理方案
健康管理方案	precondition.gender	（匹配）性别	匹配的"个体基本信息"
……	……	……	关系
健康管理方案	precondition.season	（匹配）季节	健康管理方案 匹配的"自然环境信息"
……	……	……	关系
健康管理方案	precondition.mentalstress	（匹配）精神压力	健康管理方案 匹配的"个体社会环境信息"关系
……	……	……	
健康管理方案	Precondition.bodytest	（匹配）检测信息	
健康管理方案	Precondition.diseaseshistory	（匹配）个体疾病史	健康管理方案 匹配的"个体健康特征信息"关系
健康管理方案	Precondition.familyhistory	（匹配）家族史	
……	……	……	
健康管理方案	Use_implementations	健康管理方案实施	
健康管理方案实施	Has_implementation_diets	食材	
健康管理方案实施	Has_implementation_recipes	菜谱	
健康管理方案实施	Has_implementation_exercise	运动	
健康管理方案实施	Has_implementation_medicines	药品	

确定了类和属性后，建立概念间的相互语义关联，实现了网络化的联系，即形成了一个语义网络。例如，部分语义关系如图 3-6 所示。

本书以 Protégé-OWL 5.2.0 为工具，依据上述本体分析的结果创建了本体（类）、本体的对象属性（关系）、数据属性以及相关实例。本体创建完毕后，为了验证本体的逻辑是否有错误，利用 Protégé 自带的推理工具 HermiT 1.3.8 对本体概念进行了一致性检验。例如，是否存在创建的实例同时隶属于两个不相容的类。通过检验未发现本体存在一致性错误。图 3-7 包含本体的概念层次结构和本体相应的实例，图 3-8 包含本体的对象属性（本体自定义关系），图 3-9 是 OntoGraf 本体关系可视图。

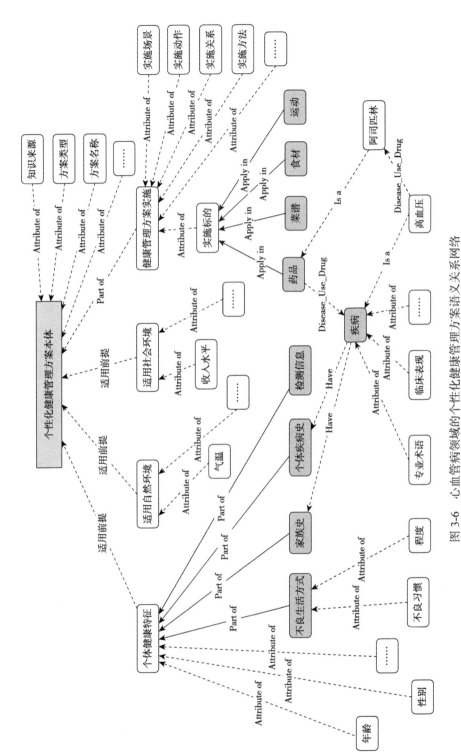

图 3-6 心血管病领域的个性化健康管理方案语义关系网络

注：图中英文标识对应中文意义分别为，Part of 代表部分；Attribute of 代表属性；Have 代表有；Apply in 代表用在；Is a 代表是；Disease_Use_Drug 代表疾病用药

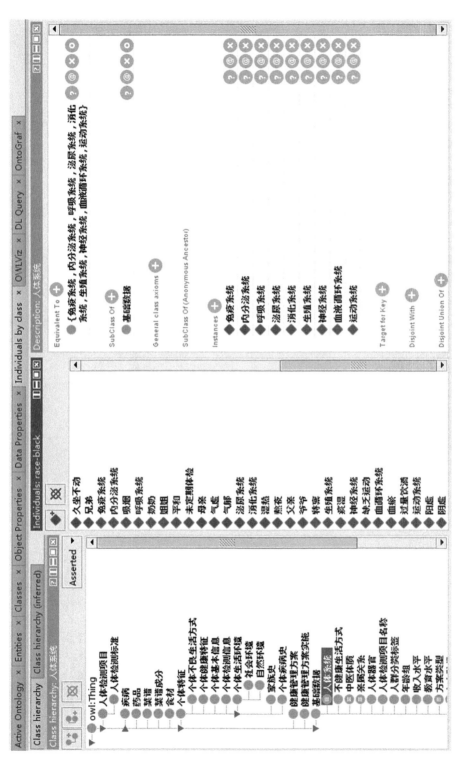

图 3-7　本体的概念层次结构和本体相应的实例（截图）

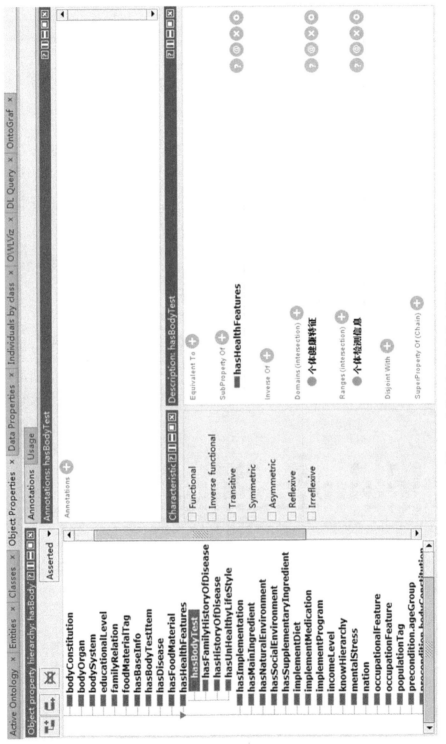

图 3-8 本体的自定义关系（截图）

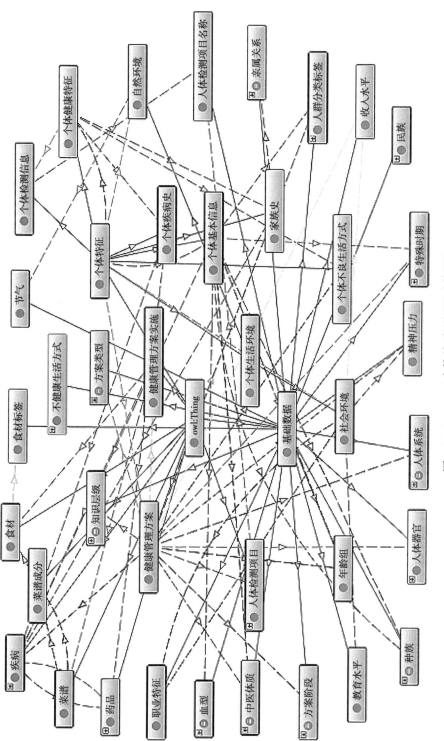

图 3-9　OntoGraf 本体关系可视图（截图）

3.2.6 知识库模型评估

知识库模型评估是基于领域本体知识库模型实现可运行的知识库系统，并完成一定规模的知识录入和存储，其考量的核心目标是知识库系统对多源异构的健康管理方案知识逻辑化和结构化的能力，即知识表示的能力。本书将在第 4 章详细介绍健康管理方案知识库系统的实现过程，并阐述知识库模型验证过程以及对知识库的知识表示能力进行估算。

3.3　健康管理方案的本体实例

本节将对心血管病与饮食、运动和药物相关的健康管理方案的领域本体进行整理。依据 3.2 节所述本体模型中的本体类及其属性关系，对非结构化文本知识进行结构化。表 3-7 是从已经出版的心血管病领域的专业健康管理书籍中截取的若干健康管理方案知识。

表 3-7　健康管理方案知识样例

序号	知识特征	内容
1	知识来源	《秦医师细话：心脑血管疾病的康复运动+饮食调养》
	知识描述	心肌缺血患者饮食推荐：芹菜红枣汤。材料：芹菜 5 根，红枣 10 枚，冰糖适量。做法：芹菜择洗干净，切段；红枣洗净；二者一起放入锅中，加入适量清水大火煮沸后转小火炖煮 10min；最后放入冰糖调味，吃枣喝汤，每日 2 次。作用：益气补血，清热散瘀，心肌缺血患者可常食
2	知识来源	《秦医师细话：心脑血管疾病的康复运动+饮食调养》
	知识描述	血压高的人，睡眠时可把腿部稍微垫高 7～10cm，稍高于心脏的水平线即可。作用：可以促进血液回流，并有助于迅速入睡和睡得香甜

以第一条知识为例，参照 3.2.4 定义好的本体结构（类、属性和关系），该健康管理方案知识可以分解为以下本体实例。

P001: Instance of class　健康管理方案

{

　　　　方案阶段："康复管理"

　　　　方案名称："心肌缺血患者饮食推荐：芹菜红枣汤"

　　　　方案类型："饮食管理"

　　　　知识来源："《秦医师细话：心脑血管疾病的康复运动+饮食调养》"

　　　　确定性得分：75

　　　　　　开始页码：109
　　　　　　截止页码：109
　　　　　　知识层级："实施操作层"
　　　　　　人体系统："血液循环系统"
　　　　　　器官："心脏"
　　　　　　适用疾病：D001（心肌缺血）
　　　　　　方案实施操作：IP001
}
IP001:Instance of class　健康管理方案实施
{
　　　　　　实施标的：R001（芹菜红枣汤）
　　　　　　实施关系："宜"
　　　　　　实施动作："吃"
　　　　　　实施方法："吃枣喝汤，每日 2 次"
　　　　　　实施作用："益气补血，清热散瘀，心肌缺血患者可常食"
}
R001：Instance of class　菜谱
{
　　　　　　名称："芹菜红枣汤"
　　　　　　烹饪时间：10（min）
　　　　　　成分：RI001（芹菜），RI002（红枣），RI003（冰糖）
　　　　　　烹饪步骤："芹菜择洗干净，切段；红枣洗净……"
}
RI001：Instance of class　菜谱成分
{
　　　　　　食材：I001
　　　　　　用量：5（根）
}
RI002：Instance of class　菜谱成分
{
　　　　　　食材：I002
　　　　　　用量：10（枚）
}
RI003：Instance of class　菜谱成分
{

食材：I003

用量：（适量）

}

I001：Instance of class 食材

{

名称："芹菜"

热量：20（kcal/100g）

……

}

I002：Instance of class 食材

{

名称："红枣"

热量：125（kcal/100g）

……

}

I003：Instance of class 食材

{

名称："冰糖"

热量：397（kcal/100g）

……

}

DH001: Instance of class 个体疾病史

{

疾病：D001（心肌缺血）

}

D001：Instance of class 疾病

{

专业术语：心肌缺血

……

}

注意：以上本体实例数据中，对于疾病和食材本体，它们是基础本体，其数据来源于其他知识源，并非来自本例中的第一条方案知识，所以为了简便起见，未列明的属性均用省略号"……"表示（实际上各自都有对应的属性值），其他本体实例（如健康管理方案实例 P001）中未列明属性（如 P001 有大量的属性未列出）的属性值均为空值。

3.4　健康管理方案实例相似度

健康管理方案知识实例间的相似度计算是为了避免健康管理方案知识出现高度近似或重复的情况。不同的知识源文档很有可能叙述了相同的或非常近似的知识，为了确保知识库有较高的质量和每一条方案知识都有明确的差异性，有必要定义方案实例 P^i 与 P^j 的相似度。

3.4.1　属性分类

方案实例之间的相似度显然是由构成方案的各个属性决定的（具体可以参考健康管理方案类的所有属性），根据属性取值的不同，本书把属性分为类别属性（如方案阶段、知识来源、人体系统等）、数值属性（如身高、体重等）、程度属性（如精神压力、收入水平等）、文本属性（如方案名称）和列表属性（如方案知识前提中的检测指标、不良生活方式等）。类别属性的值具有明确的选择范围并且是离散的，据此知识源文档是类别属性而不是文本属性，因为所有的知识源文档都是预先由知识管理员提供的。列表属性表示该属性的值是其他类实例的列表（list of class），列表中的每个类实例包含自己的属性，每个属性又可以分为类别属性、数值属性、程度属性和文本属性。例如，健康管理方案类的"方案实施操作"属性是列表属性，该属性可以包含一个或多个健康管理方案实施实例，每一个健康管理方案实施实例又包含实施标的、实施关系等属性。表 3-8 详细列明了健康管理方案类不同属性的分类，表 3-9 详细列明了健康管理方案实施类的属性分类，表 3-10 列明了个体疾病史类的属性分类，表 3-11 列明了检测指标类的属性分类。

表 3-8　健康管理方案类属性分类

属性分类	属性
类别属性	方案阶段、方案类型、知识来源、人体系统、器官、年龄组、性别、血型、种族、民族、特殊时期、中医体质、人群特征、省区市、城市、季节、节气、天气状况、疾病
数值属性	开始页码、截止页码、身高、体重、BMI、腰围、腰围身高比、气温、气压、相对湿度、风力、空气质量、PM$_{2.5}$
程度属性	知识层级、职业特征、教育水平、收入水平、精神压力
文本属性	方案名称
列表属性	方案知识前提-不良生活方式、方案知识前提-检测指标、方案知识前提-家族史、方案知识前提-个体疾病史、方案实施操作

表 3-9　健康管理方案实施类属性分类

属性分类	属性
类别属性	实施标的、实施关系
数值属性	
程度属性	
文本属性	实施动作、实施方法、实施作用、副作用、约束条件

表 3-10　个体疾病史类属性分类

属性分类	属性
类别属性	病症、当前状态
数值属性	持续时间
程度属性	
文本属性	
列表属性	用药

注：个体疾病史中的确诊时间和治愈时间为具体时间，对于方案相似度计算并无实际意义，所以没有列出

表 3-11　检测指标类属性分类

属性分类	属性
类别属性	检测指标
数值属性	检测值范围
程度属性	
文本属性	

3.4.2　相似度计算

在参考了有关文献中临床案例相似度计算的基础上[23]，根据 3.2.2 节的健康管理方案类的属性结构，本节提出健康管理方案实例 P^i 与 P^j 的相似度计算公式：

$$T\left(P^i, P^j\right) = \begin{cases} \dfrac{\sum\limits_{X \in P} \beta_X \mathrm{sim}_X\left(X^i, X^j\right)}{\sum\limits_{X \in P} \beta_X}, & P^i\left(\text{“方案类型”}\right)=P^j\left(\text{“方案类型”}\right) \text{ 且} \\ & P^i\left(\text{“疾病”}\right)=P^j\left(\text{“疾病”}\right) \\ 0, & \text{其他} \end{cases} \quad （3\text{-}1）$$

式中，集合 P 表示健康管理方案类的所有属性集合（表 3-8 所列出的属性）；β_X 表示不同属性相似度计算的权重系数，具体设置参见 3.4.3 节；$P^i\left(\text{“方案类型”}\right)$ 和 $P^i\left(\text{“疾病”}\right)$ 分别表示方案 P^i 的方案类型和疾病属性值；$\mathrm{sim}_X\left(X^i, X^j\right)$ 表示不同方案实例属性值 X^i 与 X^j 之间的相似度，当 X^i、X^j 都为空时不参与相似度的计算。

由上式可知方案实例间的相似度是由方案的属性值的相似度和权重决定的。类别属性、数值属性、程度属性、文本属性和列表属性的相似度计算方式分别如下。

（1）对于健康管理方案的类别属性 k，对于此属性，假设方案 P^i 的值有 N_k^i 个（如对于人群特征属性，假设方案 P^i 该属性值为"高血压人群、肥胖人群"，则代表该方案在该属性对于高血压人群和肥胖人群都适用，此时 N_k^i 为 2），方案 P^j 该属性的值有 N_k^j 个，方案 P^i 和 P^j 共同值的个数为 N_k^{ij}（N_k^{ji}）个，则相似度计算公式如下：

$$\mathrm{sim}_c(X^i, X^j) = \begin{cases} \max\left\{\dfrac{N_k^{ij}}{N_k^i}, \dfrac{N_k^{ij}}{N_k^j}\right\}, & X^i \neq \varnothing, X^j \neq \varnothing \\ 1, & X^i = \varnothing 或 X^j = \varnothing \end{cases} \tag{3-2}$$

假设方案 P^j 该属性值为"高血压人群"，则 $\mathrm{sim}_c(X^i, X^j) = \max\{0.5,1\} = 1$。通过式（3-2）也可以看出当属性值为空时相当于能适用所有类别，如方案 P^j 的人群特征属性值为空，则代表该方案能适用所有人群类别（相当于该属性值设置了所有可能的人群类别）。

（2）对于健康管理方案的数值属性 k，除了开始页码和截止页码是 integer 类型的取值外，其他数值属性的取值都是数值范围，如身高、体重、BMI 等属性都是数值范围。对于此类属性，假设方案 P^i 的值的范围长度为 L_k^i，方案 P^j 属性的范围长度为 L_k^j 个，方案 P^i 和 P^j 重叠值范围长度 L_k^{ij}（L_k^{ji}），则相似度计算公式如下：

$$\mathrm{sim}_{n-n}(X^i, X^j) = \begin{cases} 1, & X^i = X^j \\ 1, & X^i = \varnothing 或 X^j = \varnothing \\ 0, & 其他 \end{cases} \tag{3-3}$$

$$\mathrm{sim}_{r-r}(X^i, X^j) = \begin{cases} 1, & X^i \in X^j 或 X^j \in X^i \\ 1, & X^i = \varnothing 或 X^j = \varnothing \\ L_k^{ij} / \min\left\{L_k^i, L_k^j\right\}, & X^i \notin X^j 且 X^j \notin X^i \end{cases} \tag{3-4}$$

式（3-3）用于 number 数值与 number 数值型的数值属性（开始页码和截止页码）相似度计算，式（3-4）用于 range 与 range 型的数值属性相似度计算。

（3）对于健康管理方案的程度属性 k，此类属性由于定义时已经按照层级（程度）从低到高转换成了数字（从 0 开始），同时假设此属性的可能取值有 N^k 个（最大值减去 1），方案 P^i 该属性的数字值为 N_k^i，方案 P^j 该属性的数字值为 N_k^j，则相似度计算公式如下：

$$\text{sim}_d\left(X^i, X^j\right) = \begin{cases} 1, & X^i = \varnothing \text{ 或 } X^j = \varnothing \\ 1 - \left| N_k^i - N_k^j \right| / N_k, & X^i \neq \varnothing \text{ 且 } X^j \neq \varnothing \\ 0, & \left(1 - \left| N_k^i - N_k^j \right| / N_k\right) < 2 / N_k \text{ 且 } X^i \neq \varnothing \text{ 且 } X^j \neq \varnothing \end{cases} \quad (3\text{-}5)$$

式中，$2/N_k$ 表示阈值，即两个方案实例的某个程度属性一个取最小值 0，一个取最大值，则它们之间的相似度就是 0。

（4）对于健康管理方案的文本属性 k，由于健康管理方案主要由文本构成（字母、汉字、数字等），因此可以采用基于字数的匹配来计算两个方案实例间该属性的相似度。假设方案 P^i 该属性的字数为 N_k^i（连续的字母为一个单字；单个汉字为一个字；连续的数字为一个单字），方案 P^j 该属性的字数为 N_k^j，方案 P^i 和 P^j 共同匹配的字的个数为 N_k^{ij}（N_k^{ji}）个，则相似度计算公式如下：

$$\text{sim}_t\left(X^i, X^j\right) = \begin{cases} \dfrac{2 \times N_k^{ij}}{N_k^i + N_k^j}, & \dfrac{2 \times N_k^{ij}}{N_k^i + N_k^j} \geqslant \beta \text{ 且 } X^i \neq \varnothing \text{ 且 } X^j \neq \varnothing \\ 0, & \dfrac{2 \times N_k^{ij}}{N_k^i + N_k^j} < \beta \text{ 且 } X^i \neq \varnothing \text{ 且 } X^j \neq \varnothing \\ 1, & X^i = \varnothing \text{ 或 } X^j = \varnothing \end{cases} \quad (3\text{-}6)$$

式中，β 表示方案 P^i 和 P^j 文本属性 k 匹配的阈值，小于这个阈值就认为匹配的字数占文本总字数的比重过低，二者相似度为 0。健康管理方案的文本属性主要涉及方案名称（5～20 个字符）、实施动作（1～5 个字符）、实施方法（20 个以上字符）、实施作用（10～100 个字符）、副作用（10～100 个字符）、约束条件（10～100 个字符），字符最大长度已在数据库表里进行了限制。除了实施方法、字符最大长度不确定外，其他各个属性可根据字符长度分别设置阈值为 4/20、1/5、20/100、20/100、20/100，即阈值 β 恰好都为 0.2，因此同样设置实施方法的阈值 β 为 0.2。由于涉及的文本属性较少，阈值 β 的大小并不十分敏感，实际应用时仍可根据具体情况调整各个属性的阈值。

（5）对于健康管理方案的列表属性 k，此类属性的值通常为 list of class（类实例的列表），例如方案知识前提-不良生活方式属性，例如方案实例 P^i 的属性值可能包含三个不良生活方式实例（"[吸烟，2]，[喝酒，1]，[熬夜，1]"，2 和 1 代表程度），方案实例 P^j 的属性值可能包含两个不良生活方式实例（"[吸烟，2]，[喝酒，2]"），为了计算相似度，本书引入列表属性的"主属性"的概念，首先匹配并计算方案实例间列表属性 k 所对应的类实例主属性的相似度 S_m，然后再在能匹配主属性的类实例中计算其他属性的相似度带权重求和除以总权重[类似于式（3-1）]，然后再求均值 S_l（按匹配主属性的类实例个数求均值），最后列表属性 $k = S_m \times S_l$。沿用上述例子，不良生活方式类的主属性为"生活习惯"（属于类别属性），计算如下。

首先计算主属性的相似度，按式（3-2）计算如下：

$$S_m = \max\left\{\frac{N_k^{ij}}{N_k^i}, \frac{N_k^{ij}}{N_k^j}\right\} = \max\left\{\frac{2}{3}, \frac{2}{2}\right\} = 1$$

能匹配的主属性的类实例个数是 2 个，为"[吸烟，2]，[喝酒，1]"和"[吸烟，2]，[喝酒，2]"，除主属性"生活习惯"外，其他属性仅有"程度"属性（属于程度属性），按式（3-5）计算带权重求和的均值（由于只有一个程度属性，可不考虑权重）：

$$S_l = \frac{[(1-\frac{2-1}{3})+(1-\frac{2-2}{3})]}{2} = \frac{(\frac{2}{3}+1)}{2} = \frac{5}{6} \approx 0.83$$

列表属性 k 的相似度为 $1 \times 0.83 = 0.83$。

综上，列表属性 k 的相似度计算公式如下：

$$\mathrm{sim}_{\mathrm{list}}\left(X^i, X^j\right) = \begin{cases} 1, & X^i = \varnothing \text{ 或者 } X^j = \varnothing \\ S_m \times \left(\sum_{(m,n)\in\mathrm{matchPairs}} \frac{\sum_{l\in L}\beta_l\mathrm{sim}_l\left(l^m, l^n\right)}{\sum_{l\in L}\beta_l}\right) N_{\mathrm{match}}, & X^i \neq \varnothing \text{ 且 } X^j \neq \varnothing \end{cases}$$

$$(3\text{-}7)$$

式中，集合 l 表示类中除了主属性外其他所有属性集合；β_l 表示不同属性的权重系统；matchPairs 集合表示能匹配主属性的类实例对，如上述例子中的{[吸烟，2]，[吸烟，2]}和{[喝酒，1]，[喝酒，2]}；N_{match} 表示能匹配主属性的类实例对的个数，如上述例子是 2 个。

列表属性包括：方案知识前提-不良生活方式、方案知识前提-检测指标、方案知识前提-家族史、方案知识前提-个体疾病史和方案实施操作，对应主属性分别为"生活习惯""检测指标""病症"和"实施标的"，均为类别属性。

按照式（3-1）的形式，根据上述主属性的概念，实际上健康管理方案类的主属性就是"方案类型"和"疾病"。因为一个健康管理方案实例只会隶属于一种方案类型或疾病种类，所以式（3-1）可以简写为

$$T\left(P^i, P^j\right) = S_{\text{方案类型}} \times S_{\text{疾病}} \times \frac{\sum_{X\in P}\beta_X\mathrm{sim}_X\left(X^i, X^j\right)}{\sum_{X\in P}\beta_X}$$

$$(3\text{-}8)$$

式中，$S_{方案类型}$、$S_{疾病}$ 表示类 P^i 和 P^j 中主属性的相似度，显然相似度不是 0 就是 1。有了上述五种不同属性类别的相似度计算公式，就可以对任意两个方案进行相似度计算了。

3.4.3 相似度计算实例

健康管理方案类（本体）的结构复杂，不仅包括了五种类型的属性，而且涉及的属性繁多。由 3.4.2 节可知两个健康管理方案实例相似度的计算涉及每一个属性的权重系数，目前并没有相关文献能够给出一个明确的权重规则，有些临床医学案例知识库中也有类似案例相似度的计算，但这些文献中的案例结构与本书健康管理方案类的结构相差很大，而且文献中涉及的权重也是依靠医学专家意见给出的。本书把相似度计算模型、相似度计算的目的以及健康管理方案类的属性结构提交给课题组医学专家，经过与专家的讨论，权重按照重要性等级划分为 1～10，具体各个属性的权重如下。

方案阶段为 3；方案名称为 4；知识来源为 2；开始页码和截止页码均为 2；知识层级为 3；人体系统和器官均为 2；方案实施操作为 8；年龄组、性别、身高、体重、血型、BMI、腰围、腰围身高比、种族、民族、特殊时期、中医体质均为 4；人群特征为 6；不良生活方式、检测指标、家族史、个体疾病史均为 5；职业特征、教育水平、收入水平、精神压力均为 4；省区市、城市为 2；季节、气温、气压、相对湿度均为 5；节气、风力、天气状况为 3；空气质量指数、$PM_{2.5}$ 均为 5；实施标的为 6；实施关系、实施动作为 5；实施方法、实施作用、副作用、约束条件均为 7。

第一条方案知识为"冠心病患者，宜吃茄子，有助于改善毛细血管脆性；宜吃玉米，有助于清除体内多余胆固醇；宜吃苹果，每天吃 3 个以上苹果，有助于降低血液中胆固醇含量；宜吃香蕉，富含钾，有助于防止血管硬化；宜吃山楂，富含有机酸和维生素 C，有助于扩张血管、降低血压和胆固醇"。在知识库系统中各属性值为：方案阶段为因病调理，方案类型为饮食管理，知识来源为《心血管病防治随身书》[119]，开始页码为 111，截止页码为 115，知识层级为定性知识，方案名称为"冠心病患者饮食选择"，疾病为"冠心病"，实施属性为{实施标的为"茄子"，实施关系为"宜"，实施动作为"吃"，作用为"有助于改善毛细血管脆性"}，{实施标的为"苹果"，实施关系为"宜"，实施动作为"吃"，作用为"有助于降低血液中胆固醇含量"}，{实施标的为玉米，实施关系为宜，实施动作为"吃"，作用为"有助于清除体内多余胆固醇"}，略去部分方案实施实例。

第二条方案知识为"冠心病患者，不宜吃肥猪肉、猪脑、猪肝、蛤蜊、螃蟹、甜点；宜吃芹菜、茄子、海带、洋葱、黑木耳、玉米、红枣、橄榄油；宜吃橘子"。在知识库系统中各属性值：方案阶段为因病调理，方案类型为饮食管理，知识来源为《心脑血管病饮食宜忌》[120]，开始页码为138，截止页码为139，知识层级为定性知识，方案名称为"冠心病患者饮食禁忌"，疾病为"冠心病"，实施操作属性为{实施标的为"肥猪肉"，实施关系为"不宜"，实施动作为"吃"}，略去部分方案实施实例。

以上两条方案知识，除去略去的部分方案实施实例外，其他未列出的方案属性均为空值（两条方案知识都为空的属性不参与计算相似度）。列出属性的相似度结果为 $S_{方案类型}=1$，$S_{疾病}=1$，$S_{开始页码}=0$，$S_{截止页码}=0$，$S_{方案名称}=\dfrac{(2\times7)}{(9+9)}\approx0.78$，$S_{方案阶段}=1$，$S_{知识来源}=0$，$S_{知识层级}=1$，方案实施为列表属性，其主属性为实施标的，相似度计算如下。

（1）能匹配主属性的类实例（健康管理方案实施类）有两个（茄子、玉米），所以：

$$S_m=\max\left\{\frac{2}{5},\frac{2}{15}\right\}=0.40$$

（2）计算以上两个健康管理方案实施类实例的其他属性（实施动作、实施关系、实施作用）的相似度求和的均值为

$$S_l=\frac{\dfrac{5\times1+5\times1+7\times1}{5+5+7}+\dfrac{5\times1+5\times1+7\times1}{5+5+7}}{2}=1$$

（3）$S_{方案实施}=0.40\times1=0.40$。

综上，按照式（3-8）且结合各个属性的权重，计算两条方案之间的相似度为

$$T=1\times1\times\frac{2\times0+2\times0+4\times0.78+3\times1+2\times0+3\times1+8\times0.40}{2+2+4+3+2+3+8}\approx0.51$$

3.5　本　章　小　结

本章基于骨架法的基本流程，同时参考七步法的过程与内容，在遵循 Gruber 提出的五项本体开发原则的基础上，通过本书设计的建模方法：①明确本体应用目标；②确定核心知识源；③归纳顶层概念；④本体详细设计；⑤本体建立与检验；⑥知识库模型评估，逐步构建了健康管理方案领域本体知识库模型。构建的领域本体库包含四层：基础本体层、个体健康特征本体层、环境特征本体层和健康管理方案本体层。基础本体层包括疾病类、药品类、人体检测标准类、食材标

签类、食材类、食材相克类、菜谱类、菜谱成分类、运动处方类；个体健康特征本体层包括个体基本信息类、不良生活方式类、家族史类、个体疾病史类、个体指标检测类和个体健康特征类；环境特征本体层包括自然环境类和社会环境类；健康管理方案本体层包括健康管理方案类和健康管理方案实施类，其中健康管理方案类是所有本体中的核心本体。本章在 3.2.4 节中详细列明了每个本体层中本体的详细结构（类的数据属性、对象属性以及属性的值域），在 3.2.5 节详细归纳了本体（类）之间的关系，并且以 Protégé-OWL 5.2.0 为工具，根据本体分析与设计的结果创建了本体（类）、本体的数据属性、对象属性（关系）以及相关实例。之后通过推理工具 HermiT 1.3.8 对本体进行了一致性检验。在 3.3 节通过把一条具体的健康管理方案知识分解为定义好的各个类的实例，说明了本章开发的领域本体库在健康管理知识标准化、逻辑化和结构化中的实际应用效果。为了避免知识库中健康管理方案产生高度近似或重复，在 3.4 节提出了不同健康管理方案实例之间相似度计算模型。为了计算方案之间的相似度，需要计算方案各个属性的相似度，所以对健康管理方案类的各个属性进行了分类，包括类别属性、程度属性、数值属性、文本属性和列表属性，同时给出了不同种类属性的相似度计算公式。

本章所建立的健康管理方案领域本体知识库模型是后续健康管理方案知识库系统设计、个性化健康管理方案智能生成、个性化运动和饮食方案定量化的基础。

第4章 心血管健康管理方案知识库系统设计

4.1 设 计 方 法

在个性化健康管理方案领域本体库构建完毕后，为了验证领域本体知识库模型的有效性和实用性，同时也为后续个性化健康管理方案智能生成提供数据基础，有必要基于领域本体知识库模型，设计和开发一套心血管健康管理方案知识系统平台，并实现一定规模的健康管理方案知识的录入和存储。

信息系统领域的设计是一个过程同时也是一个产品[121, 122]。Walls 等[122]根据设计科学的研究模式，提出了一个规划信息系统的设计理论模型。该模型对设计产品进行了指导，包括四个部分。①核心理论，指导需求设计的社会科学或自然科学理论；②元需求，有关系统实现的目标，应符合核心理论；③元设计，满足元需求的人造物（如流程、模型等）；④可测试的假设，用来测试原设计是否满足元需求。基于 Walls 等提出的 ISDT 模型，本书的设计框架如表 4-1 所示。

表 4-1 健康管理方案知识库系统设计框架

项目构成	说明
核心理论	领域本体知识库理论
元需求	验证领域本体知识库模型的知识表示能力 确保高质量的健康管理方案知识条目 并行知识录入
元设计	系统架构 功能模块 知识审核流程 数据库架构
可测试的假设	知识库系统符合元需求的能力

4.2 核心需求

1. 验证领域本体知识库模型的知识表示能力

本书所提出的知识库系统的知识表示能力是指知识录入人员在正确理解知识源文档所阐述的健康管理方案知识的基础上，能够按照知识库系统相应的表单和字段结构，正确而完整地录入知识库系统的能力。此处假设知识录入员已经完全熟知知识库系统的相关操作。知识库系统的知识表示能力实际上等价于个性化健康管理方案领域本体知识库模型的知识表示能力，也代表了领域本体库设计的科学性和有效性。基于此，知识库系统的知识表示能力定义如下：

$$KB_{ga} = N_c / N_t \times 100\% \tag{4-1}$$

式中，N_c 表示人工能正确录入的知识条目数；N_t 表示人工能抽取的所有的知识条目数；在本书研究中，KB_{ga} 采用估计值，即基于一定数量的代表性知识源 K；N_c 表示知识录入员在时间 T 内正确录入的知识条目数；N_t 表示知识录入员在时间 T 内抽取的所有知识条目数。

2. 确保高质量的健康管理方案知识条目

知识库系统中健康管理方案知识的质量至关重要，后续个性化健康管理方案智能生成结果的正确性以及运动方案和饮食方案定量化结果的正确性直接依赖知识库系统中高质量的方案知识。受限于当前的技术，本书暂时只能采用人工的方式进行健康管理知识抽取和录入。

3. 并行知识录入

知识库系统应采用浏览器/服务器（browser/server，B/S）体系架构，支持多操作人员并行访问。根据浏览器的市场份额数据①，考虑到不同用户个人计算机（personal computer，PC）端浏览器可能存在的差异，系统应支持的浏览器包括：谷歌浏览器（Chrome）、火狐浏览器（Firefox）、苹果浏览器（Safari）、微软浏览器（Edge）、360 安全浏览器。

---

① https://www.ithome.com/0/753/032.htm。

4.3　系　统　设　计

4.3.1　系统架构设计

本书的知识库系统平台基于 B/S 体系架构，整体的系统架构如图 4-1 所示。

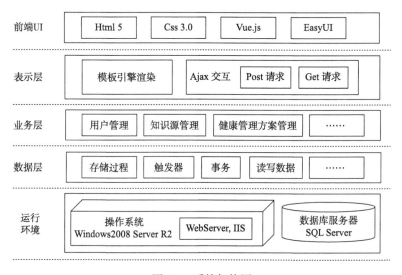

图 4-1　系统架构图

前端 UI：知识库系统的交互界面，接受用户输入，并显示表示层从业务层接收到的数据。在本系统中，前端 UI 由一系列的 Web 页面（.aspx 页面）组成。同时本书使用了广泛应用的 Vue.js 和 EasyUI 作为前端开发框架。

表示层：负责渲染前端 UI，处理用户输入，传递用户请求给业务逻辑层，并显示系统返回的相关结果。为了提升用户体验，避免传统 Web 页面操作过程的频繁刷新，表示层与业务层的所有交互（Post、Get 请求）均采用 Ajax 模式。

业务层：实现本系统所需要的业务逻辑，响应客户请求，对数据进行逻辑处理，并将处理结果返回给表示层。在本系统中，该层包括知识库系统所需要的所有业务规则、完整性约束和所有功能模块的实现方法。

数据层：在收到相对应的业务层的数据请求后，数据层负责与后台数据库系统交互，实现具体的数据存取操作。在本书设计的知识库系统中，数据层明确了数据访问对象，并提供了各类数据库连接和事务处理等操作内容。

运行环境：支持知识库系统运行的基础软件环境，应至少包括操作系统、必要的系统服务组件以及数据库系统。

4.3.2 基本功能设计

基于领域本体库的设计结构，个性化健康管理方案知识库系统包括疾病信息、药品信息、个体检测标准信息、食材信息、菜谱信息、运动强度信息、知识源文档管理等基础信息模块管理，系统的核心模块包括健康管理方案知识管理和方案知识审核管理。个性化健康管理方案包括所适用的个体健康特征信息、个体所处自然环境信息、个体所处社会环境信息模块，同时还包括了具体健康管理方案实施操作信息。方案知识审核管理主要对录入系统的方案知识进行人工校对审核。此外本系统的基础功能还包括用户注册、登录和角色权限功能。本书仅对系统的核心功能进行描述。

（1）知识源文档管理。负责管理健康管理方案的知识源文档，提供了各类与健康管理相关的电子文档的上传和在线浏览功能，记录了文档标题、文档关键字等信息。为了进行健康管理方案知识人工抽取与录入，课题组共购买了82本专业的心血管领域的健康管理书籍，并对其进行了电子格式转换。

整本健康管理书籍全部交由一人阅读并抽取知识的模式并不可取：①单人面对的工作量巨大，不便于任务量平衡；②每次在线阅读都要打开整本电子书籍，速度慢、页码定位也不方便；③非常不利于后续知识录入任务的审核和评价。为了便于多人并行录入知识，也为了降低单篇知识文档的阅读工作量，课题组把整本的电子书籍分割成了若干知识文档块，每个知识文档块的页面量控制在5页左右。

每本电子书籍一个文件夹，文件夹中含有分割好的知识文档块，包括PDF和Word版本，提供Word版本便于知识录入员从中拷贝文字。每一条个性化健康管理方案知识都对应一个知识源文档块，也便于后续知识录入任务的审核和评价。知识文档块由管理员全部上传至系统。

考虑到是通过人工阅读知识源文档的方式把健康管理方案知识录入知识库系统，所以对人员专业素质有一定要求。为了确保录入系统的健康管理方案知识的质量，系统引入二级审核机制，系统的操作人员也都是通过招募方式选择的特定人员，包括知识录入员、一级审核员和二级审核员。知识录入任务由管理员统一下发，即由管理员分配每条知识源文档块对应的知识录入员和各级审核员。

（2）健康管理方案知识管理。提供方案知识的录入、修改、查看、提交和审核功能。健康管理方案管理是系统的核心模块，每一条方案知识记录了方案阶段、方案类型、方案名称、知识来源、知识来源开始页码、截止页码、知识层级、人体系统、器官等基本信息。每一条方案知识还关联方案实施操作信息和适用的知识前提信息，知识前提信息代表该健康管理方案知识所匹配的个体健康特征、自然环境特征和社会环境特征，具体包括适用个体健康特征–基本信息、适用个体健康特征–不良生活方式、适用个体健康特征–个体疾病史、适用个体健康特征–家族史、适用个体自然环境特征、适用个体社会环境特征。方案实施操作信息记录了方案具体应该如何执行，具体包括实施场景、实施标的、实施关系、实施动作、实施方法、作用、副作用、约束条件信息。每条方案适用的知识前提信息之间是逻辑"与"的关系，同时每条方案可能关联多条实施操作信息，即一条方案可能包含多个实施标的物等信息。

（3）健康管理方案相似度检测。提供健康管理方案知识的相似度比较与重复检测功能。由于系统中的健康管理方案知识是由招募的多名录入员依据知识源文档录入，不同的知识源文档很有可能叙述了相同的或非常近似的知识，为了确保知识库有较高的质量和每一条方案知识都有明确的差异性，待审核的每条方案知识都必须与系统已经存储的方案知识进行相似度比较。具体相似度计算可参考式（3-1）至式（3-8）。对于与现有方案知识有较高相似度（相似度 ≥ 0.5）的待审核知识，由审核员确定具体操作，包括：①确定与现有方案知识雷同，作废待审核知识；②确定与现有方案知识有差异，保留待审核知识；③待审核方案知识是现有方案知识的细化或条件补充，此时可修改完善待审核方案知识，然后删除现有方案知识。

（4）个性化健康管理方案知识审核管理。普通录入员负责健康管理方案知识录入，录入完毕保存后该条知识的状态为"草拟"，录入员可持续对状态为草拟的管理方案知识进行修改，当录入员认为该条知识满足知识抽取要求后可通过"提交"功能把该条知识提交给一审人员，此时该条知识的状态为"提交一审"。一审人员收到提交的知识后首先通过"签收"功能签收该条知识（代表准备审核该条知识），系统会自动记录该条知识的一审签收人和签收日期，此时该条知识的状态为"一审签收"，一审人员根据知识所关联的知识源文档进行审核，系统允许一审人员在普通录入员录入知识的基础上进行修改（系统会自动备份原始录入员录入的知识数据），如果一审人员认为录入的知识不满足知识抽取要求可通过"不合格"功能退回该条录入的知识，系统同时会提示一审人员输入不合格意见，此时该条知识的状态为"一审不合格"。录入人员收到一审不合格的知识应按照一审不合格意见修改录入的知识然后再次提交，修改后再次提交的知识会自动签收至原一审人员。如果一审人员认为知识满足要求后可继续通过"提交"功能把该条知识提交给二审人员，此时该条知识的状态为"提交二审"。二审人员收到提交的知识后首先通过"签收"功能签收该条知识，系统会自动记录该条知识的二审签收人和签收日期，此时该条知识的状态为"二审签收"。二审人员也根据知识源文档进行审核，二审人员不能修改一审人员提交的知识。如果二审人员认为知识满足要求可通过"合格"功能完成该条知识录入过程，此时该条知识的状态为"二审合格"。

如果二审人员认为知识不满足要求可通过"不合格"功能退回该条知识，系统同时会提示二审人员输入不合格意见，此时该条知识的状态为"二审不合格"。一审人员收到二审不合格的知识应按照二审不合格意见修改提交的知识然后再次提交，修改后再次提交的知识会自动签收至原二审人员。所有状态为"二审合格"的知识为个性化健康管理方案知识库的有效知识数据。

根据上述功能需求的描述，可以得到系统的功能划分图如图 4-2 所示。

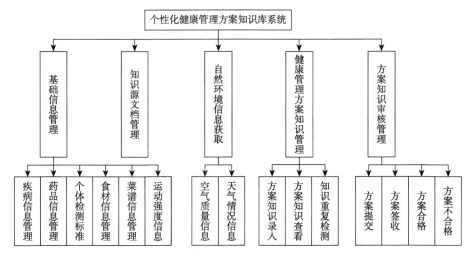

图 4-2　个性化健康管理方案知识库系统功能划分图

4.3.3　业务流程设计

个性化健康管理方案知识库系统的总体流程框架如图 4-3 所示。

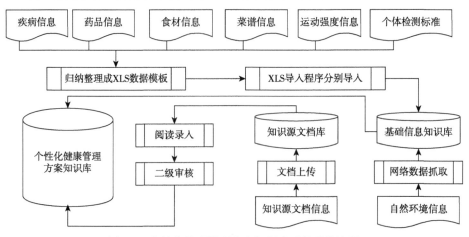

图 4-3　个性化健康管理方案知识库系统总体流程

系统的基础信息主要包括：疾病信息、药品信息、食材信息、菜谱信息、运动强度信息、个体检测标准、自然环境信息以及知识源文档信息，个性化健康管理方案数据则需要引用这些基础信息数据。其中疾病信息、药品信息、食材信息、菜谱信息、运动强度信息和个体检测标准数据在系统外归纳整理成各自规定格式的 XLS 后，由专门的导入程序分别导入系统。自然环境信息则由网络数据抓取程序从提供天气和空气质量数据的相关专业网站中自动抓取后存入系统。

图 4-4 表示健康管理方案知识录入与审核流程。

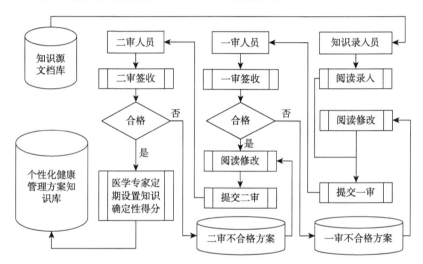

图 4-4　个性化健康管理方案知识录入与审核流程

具体流程的详细描述可参见 4.3.2 节中个性化健康管理方案知识审核管理的相关内容。此处需要注意的是，每条健康管理方案知识都有一个对应的知识确定性得分属性，该数据是由课题组的医学专家在知识库系统中定期逐条审核后予以输入的。

4.3.4　数据库设计

由图 4-3 的业务流程图和图 4-4 的知识录入审核流程图可知，个性化健康管理方案知识库系统的主要输入信息为疾病信息、药品信息、食材信息、菜谱信息、运动强度信息、个体检测标准信息、知识源文档信息和外部环境信息，主要输出为基础信息知识库、知识源文档库、个性化健康管理方案知识库。

数据库设计是在确定或可能的应用环境下，为了满足系统和用户的各种需求，设计数据库的结构，包括表字段结构、表与表之间关系、索引、触发器、存储过程等，使之能够有效地存储数据[123]。一个好的数据库结构应该是简单的、无冗余的、高效的、灵活的、可扩展的，使数据的插入、删除、更新操作方便可行，易于实现。当前，最常用的是关系型数据库，数据表的设计必须标准化和规范化，符合三个范式的要求。

本系统采用关系型数据模型，利用规范化技术进行数据库设计，数据库采用的是微软的 SQL Server 2018。基于本书第 3 章个性化健康管理方案领域本体库结构设计，本系统需要建立以下核心数据表：健康管理方案基本信息表、健康管理方案知识前提–不良生活方式信息表、健康管理方案知识前提–检测指标信息表、健康管理方案知识前提–个体疾病史表、健康管理方案知识前提–家族史表、健康管理方案实施信息表。基础性的数据表包括：疾病信息相关数据表、药品信息相关数据表、食材信息数据表、相克食材信息数据表、食材标签数据表、菜谱数据表、菜谱食材构成数据表、运动强度数据表、个体检测标准数据表、知识源文档数据表、天气信息数据表。

这些表中凡是属性为"主键"的字段值均由系统自动分配（Identity(1,1)），主键一旦生成后不可修改。凡是属性为"唯一"的字段表示此字段值在该表中不允许重复。有些表中几个字段的联合构成了唯一性。

本书仅列出了健康管理方案所涉及的表，包括表 4-2 至表 4-7，其他数据表结构请参见附录三。

其中，表 4-2 所示的健康管理方案基本信息表存储健康管理方案的基本资料，包括方案知识 Id、方案阶段、方案类型、方案名称、知识来源 Id、开始页码、截止页码、知识层级、人体系统、人体器官、适合年龄组、适合性别、身高范围、体重范围、血型范围、BMI 范围、腰围范围、种族、民族、特殊时期、适合体质、人群特征、职业特征、教育水平、经济水平、精神压力、适合省区市、适合季节、适合节气、适合气温、空气质量指数范围、PM$_{2.5}$ 范围等字段。其中，方案知识 Id 为主键，由系统自动分配，一旦生成不可更改；BMI 字段由系统根据身高体重自动计算，初始为 0。从"人体系统"至后面的所有字段均为"匹配型"字段，即代表该方案适合的个体特征属性，如适合性别字段的值可以为"女"，代表该方案仅适合女性健康管理需求者。如果该字段的值为空，代表该方案对应的知识源文档没有特别指明适合性别，默认男女皆可，其他匹配型字段也都按类似处理。表中有些字段为必填项，如方案阶段、方案类型等字段。

其中，表 4-7 为健康管理方案的具体实施和操作数据表，记录个性化健康管理方案在满足匹配条件下应该具体如何实施和操作，如宜吃什么，不宜吃什么，宜做什么运动，不宜做什么运动。主要字段包括方案知识 Id、实施场景、实施标的 Id、实施关系、实施动作等。在该表中，方案知识 Id 为外键，关联健康管理方案基本信息数据表。实施标的 Id 对应食材信息表或菜谱信息或身体运动信息表或药品信息表。一条健康管理方案基本信息可能会对应多条健康管理方案实施数据（即对应多条实施标的数据）。

表 4-2　健康管理方案基本信息表数据结构

字段说明	字段名	数据类型	非空	属性	描述
方案知识 Id	ProgramId	int	是	主键	Identity（1,1），系统自动分配
状态	status	varchar(10)	是		草拟、提交等，请参考 4.1 节功能详细描述
方案阶段	Phase	varchar(10)	是		取值范围以及内容请参考 3.2 节本体定义
方案类型	Type	varchar(10)	是		
方案名称	Name	varchar(20)	是		
知识来源 Id	DocId	int	是	外键	关联具体知识源文档（书籍）
开始页码	StartPage	int	是		
截止页码	EndPage	int	是		
知识层级	Level	int	是		
人体系统	BodySys	varchar(10)	否		
人体器官	BodyOrg	varchar(10)	否		
适合年龄组	AgeGroup	varchar(10)	否		如 4，5，代表适合中年和老年；如果为空则代表知识没有特别指定，默认适合所有年龄组人群，下同
适合性别	Gender	varchar(10)	否		如女，代表适合女性
身高范围	Height	varchar(20)	否		如 170~180 代表适合 170cm 以上（含 170cm，如不想包含 170cm，仅需写成 170.01cm 即可），180cm 以下（含 180cm）人群
体重范围	Weight	varchar(20)	否		80~代表适合 80kg 以上（含 80kg）人群
血型范围	Blood	varchar(20)	否		A，B，代表适合 A、B 血型人群
BMI 范围	BMI	varchar(20)	否		24~代表 BMI ≥ 24（kg/m^2）人群
腰围范围	Waist	varchar(20)	否		
腰围身高比	WaistHeight	varchar(20)	否		
种族	Race	varchar(20)	否		如黄，白，代表适合黄种人和白种人
民族	Ethni	varchar(20)	否		如回，代表适合回族人群
特殊时期	SpecPeriod	varchar(20)	否		如更年期，代表适合更年期人群
适合体质	TCM	varchar(20)	否		如阳虚，湿热，代表适合阳虚和湿热中医体质人群
人群特征	Population	varchar(100)	否		如肥胖，高血压，代表适合肥胖和高血压人群
职业特征	Occupa	varchar(20)	否		如 3，代表适合高强度体力劳动人群
教育水平	Educa	varchar(20)	否		如 2，3，代表适合中等和高等教育人群
经济水平	Econo	varchar(20)	否		如 3，4，代表适合中间偏上收入和高收入人群

续表

字段说明	字段名	数据类型	非空	属性	描述
精神压力	Mental	varchar(20)	否		如 4，代表适合高压力（痛苦）水平
适合省区市	Province	varchar(100)	否		如青海，新疆，代表适合居住在青海和新疆人群
适合季节	Season	varchar(50)	否		如秋，冬，代表适合秋冬季节
适合节气	SolarTerm	varchar(100)	否		如立夏，小满，代表适合这两个节气
适合气温	Temp	varchar(20)	否		～5，代表适合 5℃ 以下（含 5℃）
气压范围	Pressure	varchar(20)	否		
相对湿度范围	Humi	varchar(20)	否		
风力范围	Wind	varchar(20)	否		
适合天气	Weather	varchar(20)	否		如雨，雪，代表适合下雨和下雪天
空气质量指数范围	AQI	varchar(20)	否		如 151～代表适合中度污染以上环境
PM$_{2.5}$ 范围	PM25	varchar(20)	否		如 115～代表适合中度污染以上环境
最大摄氧量范围	VO2max	varchar(20)	否		如 40～代表适合 40 ml/（kg·min）以上的人群

注：表中数据类型 varchar 代表字符型变量；int 代表整数

表 4-3　健康管理方案知识前提-不良生活方式数据表结构

字段说明	字段名	数据类型	非空	属性	描述
方案知识 Id	ProgramId	int	是	外键	关联具体的健康管理方案
生活方式	LifeStyle	varchar (10)	是		如吸烟，ProgramId 和 LifeStyle 的组合具有唯一性，即相同的 ProgramId 不可能有相同的两个 LifeStyle
严重程度	Severity	int	是		如 2（代表严重）

表 4-4　健康管理方案知识前提-检测指标数据表结构

字段说明	字段名	数据类型	非空	属性	描述
方案知识 Id	ProgramId	int	是	外键	关联具体的健康管理方案
检测指标	ExamItem	varchar(20)	是		关联标准体检项目，ProgramId 和 ExamItem 的组合具有唯一性
值范围	ValueRange	varchar(20)	是		如 18.7～代表收缩压大于 18.7kPa（包含 18.7）

表 4-5　健康管理方案知识前提-个体疾病史数据表结构

字段说明	字段名	数据类型	非空	属性	描述
方案知识 Id	ProgramId	int	是	外键	关联具体的健康管理方案
疾病 Id	DiseaseId	int	是	外键	关联疾病项目，如冠心病，ProgramId 和 DiseaseId 的组合具有唯一性

表 4-6 健康管理方案知识前提–家族史数据表结构

字段说明	字段名	数据类型	非空	属性	描述
方案知识 Id	ProgramId	int	是	外键	关联具体的健康管理方案
家族关系	Relation	varchar(10)	是		如父亲或母亲
疾病 Id	DiseaseId	int	是	外键	关联疾病项目，ProgramId、Relation 和 DiseaseId 的组合具有唯一性

表 4-7 健康管理方案实施信息数据表结构

字段说明	字段名	数据类型	非空	属性	描述
方案知识 Id	ProgramId	int	是	外键	关联具体的健康管理方案
实施场景	Senario	varchar(50)	否		
实施标的 Id	TargetId	int	是	外键	食材 Id 或菜谱 Id 或身体运动 Id 或药品 Id，ProgramId 和 TargetId 的组合具有唯一性
实施关系	Relation	varchar(10)	否		
实施动作	Action	varchar(5)	是		
实施方法	Steps	text	否		定量知识则包含具体数量范围
作用	Effect	varchar(100)	是		实施的具体作用和效果
副作用	ByEff	varchar(100)	否		
约束条件	Notes	varchar(100)	否		

注：text 代表文本；表中数据类型同表 4-3

根据上述数据表结构，在 SQL Server 数据库系统中创建实体表和系统的实体–联系图（entity-relationship diagram，E-R 图），可参见附录四中的附图 4-1。

4.4　知识库系统实现

知识库系统基于 B/S 架构，开发采用 VB.NET+ASP.NET 语言，开发环境为 Visual Studio 2019，操作系统为 Windows Server 2008 R2 版，Web 服务器为操作系统内置的 IIS 7.5，数据库服务器则采用 Microsoft SQL Server 2018 企业版。基于分层的系统架构设计，本书采用 MVC 框架模式进行开发。

系统开发完毕后，相关基础信息库（疾病信息、药品信息、食材信息、菜谱信息、运动强度信息、人体检测标准信息）也按照各自 XLS 信息模板通过人工形式整理了相当数量的数据并导入进了系统。

图 4-5 和图 4-6 为个性化健康管理方案知识库系统健康管理方案管理界面。

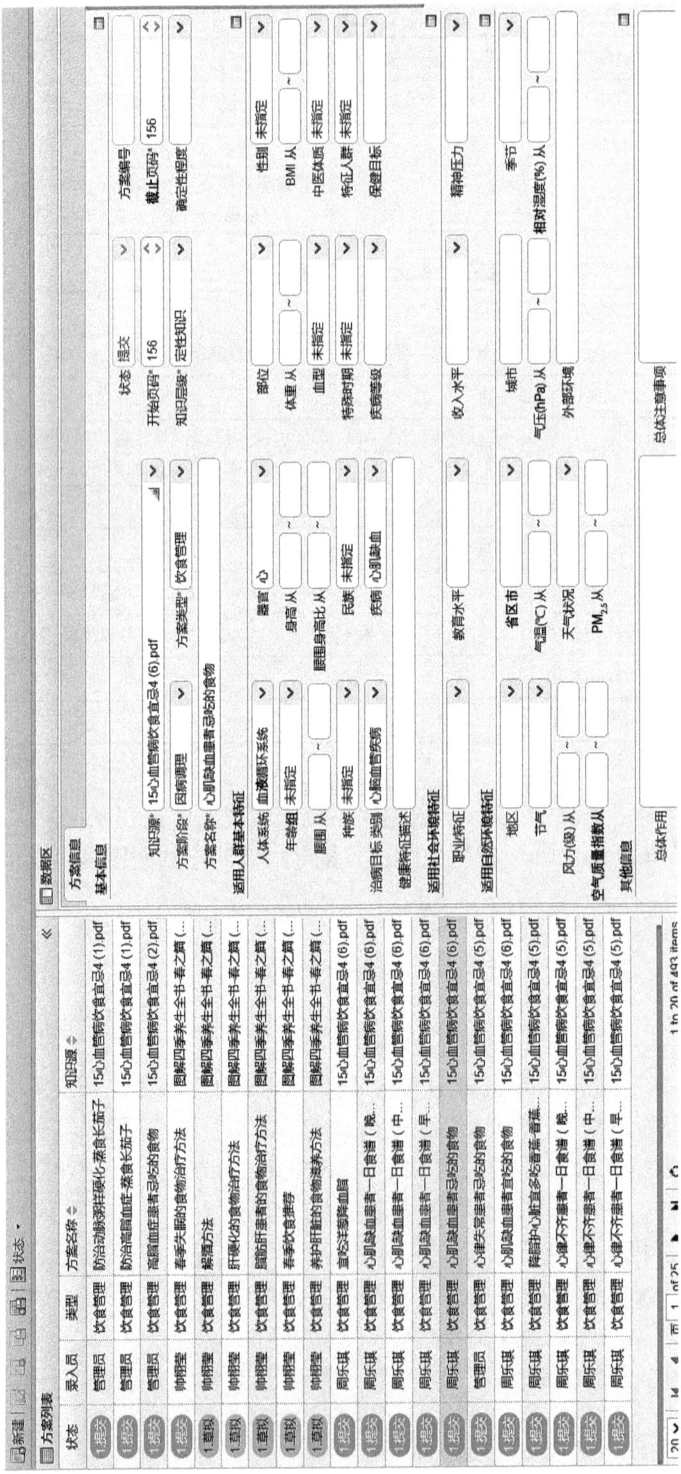

图 4-5 个性化健康管理方案知识库系统—健康管理方案管理界面（基本信息）

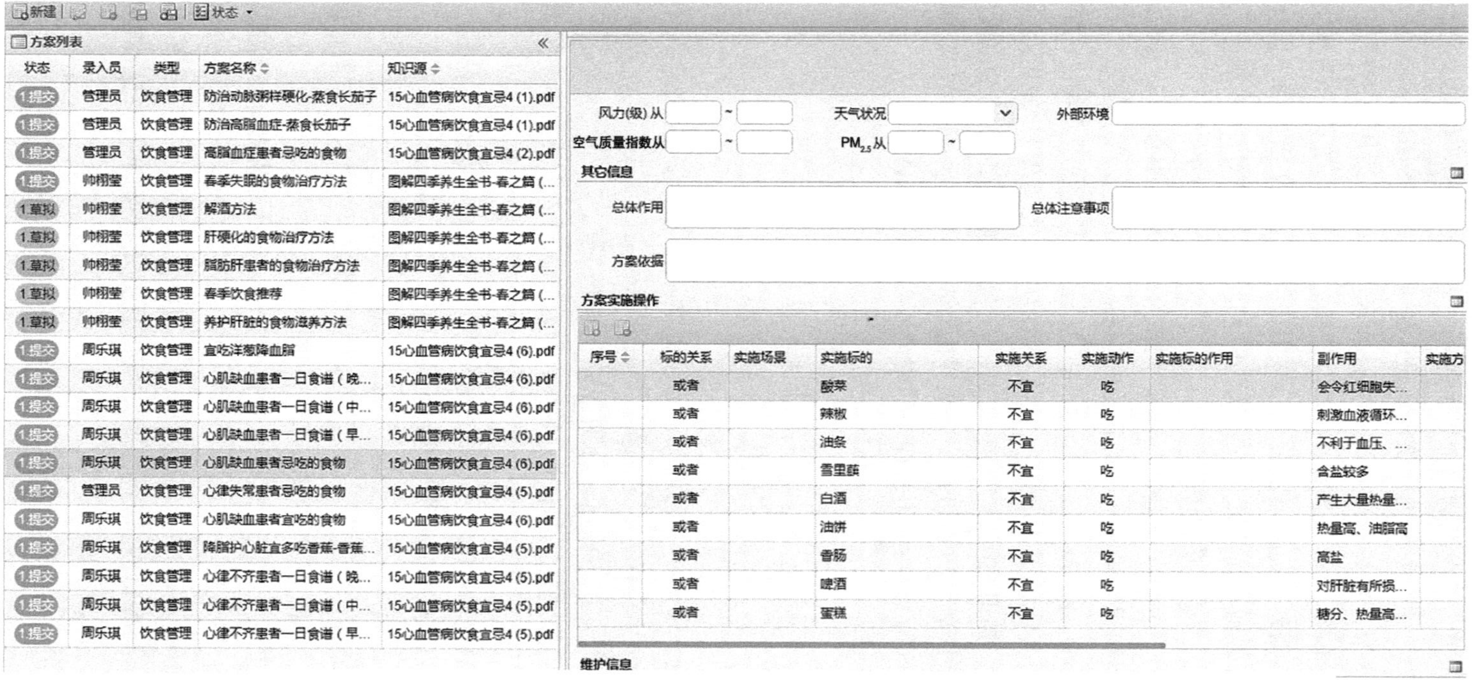

图 4-6　个性化健康管理方案知识库系统—健康管理方案管理界面（健康管理方案实施信息）

其中界面左边列表中的数据为当前登录账号的已经录入的（如果账号为知识录入员）或待审核的（如果账号为知识审核员）健康管理方案知识。右边数据区包括"基本信息""适用人群基本特征""适用社会环境特征""适用自然环境特征""方案实施操作"等信息。用户点击"新建"按钮，系统会新弹出"选择文档"窗口，对话框里的数据列表显示当前分配给该用户的知识源文档。用户选择一个文档后，系统会直接弹出小窗口并打开该文档的 PDF 版本，用户可在线阅读文档并完成知识录入工作。表单界面中带星标（＊）的文本框或下拉框对应的字段为"必填项"。下拉框字段值为"未指定"或文本框字段值为空则代表知识源文档中叙述的健康管理方案知识并没有涉及此字段的内容（统一代表该字段值为 Null）。图 4-5 和图 4-6 显示的是一条方案名称为"心肌缺血患者忌吃的食物"的健康管理方案知识，方案阶段为"因病调理"，方案类型为"饮食管理"，知识源为"心脑血管病饮食宜忌"，知识层级为"定性知识"，方案实施包括不宜吃的饮食。

其他的知识库系统典型界面包括"登录界面""个人中心界面""知识源文档界面""天气信息界面"，请参见附录四中的附图 4-2 至附图 4-5。

4.5 领域本体知识库模型验证与更新

系统开发完毕后，课题组专门招募了 5 名医学院的学生进行系统上线使用。其中，3 名低年级的学生担任知识录入员，负责知识源文档在线阅读与方案录入，2 名高年级的学生担任知识审核员，分别负责一审和二审。

为了充分验证领域本体库设计的有效性，针对知识录入人员，本书提出如下原则。

（1）充分理解原则：知识录入员应充分理解知识源文档块内容，然后进行知识抽取与录入，且抽取的知识必须与健康干预相关，如干预的方法、手段、结果等知识。

（2）知识分解原则：知识录入员应按照知识库系统"健康管理方案管理"界面字段的输入格式和要求，分解抽取的知识，并完成数据录入。

（3）遵循原文原则：在进行知识抽取和录入时，应严格遵循知识源文档块。

（4）上报原则：知识分解后存在无法填写到"健康管理方案管理"界面字段的情形，知识录入员须发邮件给知识管理员，说明原因，并附上该知识源文档块。

为了能激发录入员和审核员的积极性，完成任务是有报酬的。结合测算的录入时间和审核时间，报酬标准制定如下。

（1）知识录入员录入一条知识，一审合格后计 2 元，二审合格后再补给录入员 1 元（知识一审不合格不付费，可修改再次提交）。

（2）知识录入员发现一条知识无法填写到"健康管理方案管理"界面字段，并通过邮件发给了知识管理员，经过审核并确认后，此条知识计 1.5 元。

（3）一审人员审核一条知识计 1 元，二审合格后再补给一审人员 0.5 元。

（4）二审人员审核一条知识计 1.2 元，所有知识不重复计费。

经过近 2 个月的正式使用，二审合格的健康管理方案知识有 1481 条，知识录入员提交的无法填写的健康管理方案知识有 215 条。这些健康管理方案知识共涉及 11 本健康管理书籍，其中 6 本书籍知识抽取完毕，5 本书籍知识未抽取完。课题组仔细分析了这些健康管理方案知识，发现主要有两类。

（1）没有明确实施标的的健康管理方案知识。如"血压高的人，睡眠时可把腿部稍微垫高 7～10cm，稍高于心脏的水平线即可，促进血液回流，有助于迅速入睡和睡得香甜""冠心病患者运动时出现胸闷、胸痛、恶心、呕吐、口唇青紫等症状应立即停止运动"。

（2）健康标准类知识。如"冠心病患者 BMI 应保持在 $18.5kg/m^2 \sim 24.9kg/m^2$"。

对于第一类知识，本书在健康管理方案实施类中增加了"实施场景"属性（知识库系统测试后才补充增加的属性，参见 3.2.4 节的健康管理方案实施类），同时允许知识录入员不填写"实施标的"。因此，对于上述例子的第一条知识，实施场景为"睡觉时"、实施方法为"把腿部稍微垫高 7～10cm，稍高于心脏的水平线"、实施作用为"促进血液回流，有助于迅速入睡和睡得香甜"。对于第二条知识，实施场景为"运动时"、约束条件为"出现胸闷、胸痛、恶心、呕吐、口唇青紫等症状应立即停止运动"。

对于第二类知识，本书在领域本体库中增加了"人体检测标准类"（知识库系统测试后才补充增加的类，参见 3.2.4 节的人体检测标准类）。实际上 BMI 处于 $18.5kg/m^2 \sim 24.9kg/m^2$ 为健康人群应该保持的 BMI 正常值范围，这类知识可以由人体检测标准信息管理模块进行统一维护。

通过对领域本体库和知识库系统的调整，无法填写的 215 条健康管理知识中又有 31 条知识能够正确维护在健康管理方案模块中，28 条能够正确维护在人体检测标准模块中。因此，知识库系统共有 1512 条健康管理方案知识，28 条人体检测标准知识，健康管理方案知识库系统的知识表示能力可估计为

$$KB_{ga} = (1512+28)/(1481+215) \times 100\% \approx 90.8\%$$

较好的表示能力与课题组对系统的持续迭代修改有关，同时也验证了本书领域本体库和知识库系统设计的有效性和实用性。

4.6 本 章 小 结

为了验证领域本体知识库模型，同时也为后续个性化健康管理方案智能生成提供数据基础，本章详细设计并实现了健康管理方案知识系统平台，具体包括：①基于 ISDT 模型提出了系统建设的核心需求，同时基于本书的研究目的，定义了知识库系统知识表示能力的估计方法；②基于核心需求进行了系统架构设计、基本功能设计、业务流程设计和数据库设计；③采用 VB.NET+ASP.NET 语言，基于 MVC 体系架构对系统进行了开发和实现；④基于知识分析，对领域本体知识库模型进行了验证与更新。

为了确保知识表示能力估算的准确性和知识库系统能有高质量的知识，本书采用了以下方法：①专门招募了医学院的学生担任知识录入员和知识审核员，且引入了知识二级审核机制；②制定了知识录入的四条原则以及知识录入与审核的报酬机制（包括对上报的无法录入知识系统的健康管理知识条目也实行奖励）。通过近两个月的正式使用，系统积累了 1500 多条心血管病领域的健康管理方案知识，知识表示能力近似达到 90.8%，这说明了领域本体库和知识库设计的有效性和实用性，也为后续个性化健康管理方案智能生成提供了数据基础。

第5章 个性化健康管理方案智能生成

5.1 健康管理方案 Petri 网表示

根据 2.2 节文献综述，将心血管健康管理方案知识库系统中的方案知识经过网络变换，可以转化为 Petri 网络，该网络可以充分利用并行能力，通过矩阵运算完成知识推理，从而极大提升推理效率[124, 125]。Petri 网可以分为两种，能精确定义知识之间推理关系的 Petri 网称为确定型 Petri 网，不能提供知识之间精确关系的 Petri 网则称为模糊 Petri 网。由于健康管理方案知识存在模糊性，因此转化的知识网络为模糊 Petri 网。从概率的角度上看，确定型 Petri 网实际上也是一种特殊的模糊 Petri 网。本书利用 Petri 网在知识表示和推理效率上的优势，基于个体初始状态信息（个体健康状态信息、自然环境状态信息和社会环境状态信息）来初步生成个性化运动、饮食、生活起居和辅助用药的健康管理方案。

Petri 网包含 Places、Transitions、Connections 和 Tokens 四种元素[126]。Places 是知识网络的各个节点，在本书的健康管理方案知识推理中，Places 实际上代表两类数据节点：个体初始状态信息和健康管理方案实施信息。Transitions 代表网络利用状态信息进行的一次推理，伴随着系统发生了状态改变，如基于特定的个体健康状态信息，判断应选择何种健康管理实施方法。Connections 连接了 Places 和 Transitions，代表状态改变的路径。Tokens 代表当前网络系统所处的状态，如个体初始状态信息代表了最初的系统状态。现举例如下。

来自《心血管病防治随身书》[119]中 112～113 页归纳的三条知识，冠心病患者应降低血液中胆固醇含量和降低血压，每天宜吃三个以上的苹果；心肌梗死患者宜吃鱼肉，不宜吃含大量脂肪的食物。来自《冠心病的防治》[127]中 101～102 页归纳的一条知识，阿司匹林适用于大部分稳定型冠心病患者的长期治疗。这四条知识用 Petri 网表示为图 5-1。

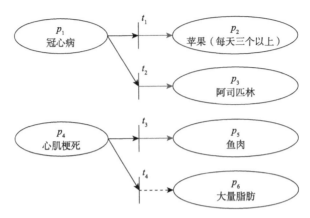

图 5-1 "冠心病的因病调理方法" Petri 网示例

——▶代表"宜" ---▶代表"不宜"

Places=$\{p_1, p_2, p_3, p_4, p_5, p_6\}$，Transitions=$\{t_1, t_2, t_3, t_4\}$，所以 Transitions 的个数即为知识条数，对应知识库中的健康管理方案知识（每条方案知识都对应一条推理规则），Places 为知识的前提和结论。实际上，上述 Petri 知识网络也可以转化为多条 IF-THEN 规则进行表述：

IF p_1 THEN p_2；IF p_1 THEN p_3

或联合表述为

IF p_1 THEN p_2 AND p_3

IF p_4 THEN p_5；IF p_4 THEN p_6

或联合表述为

IF p_4 THEN p_5 AND p_6

通过网络变化，健康管理方案知识库系统的所有知识可以转换成一张大的 Petri 网络 N。该网络 N 的每个 Transition 代表知识库系统里的一条方案知识，输入节点（input places）为知识库中已经录入的按照 3.2 节定义的健康管理方案类的知识前提 1（个体健康特征）、知识前提 2（自然环境特征）和知识前提 3（社会环境特征）所有属性的不同取值。输出节点（output places）则是知识库中已经录入的健康管理方案类的所有不同实施标的。由该输入输出设定可知，在此类知识推理网络中，前一知识推理的结论可以作为下一知识的前提，因而该网络允许支持多层推理，但考虑到健康管理方案类的设计结构，一条相关知识的结论一般不会作为另一条知识的前提，但存在一条知识的结论是另一条知识结论的细化。如某条健康管理知识可能表述为在特定知识前提下"不宜吃脂肪含量高的食物"，另一条健康管理知识则可能表述为在相同的知识前提下"不宜吃油炸食品、巧克力、冰激凌等"。

综上,该网络 N 结构并不复杂,不会存在循环,但可能存在规划冲突(program conflict)。有关冲突的具体解决方法见 5.2 节中的规划冲突消除（ program conflict elimination，PCE ）算法。为了充分挖掘用户忽视或遗漏的某些健康特征信息，考虑到每一输出节点均可以在该网络 N 中迅速找到与其关联的输入节点（知识前提 ），所以可以采用反向搜索并让用户二次确认知识前提的方法来挖掘用户可能忽视或遗漏的健康特征信息，具体解决方法见 5.2.2 节步骤二中的反向搜索（ reverse lookup，RLK ）算法可以实现初始状态向量 C_0（见 5.2 节定义 1 ）中的信息补充。

规范起见，根据文献[126]和[128]，由健康管理方案知识库系统转换的模糊 Petri 网络 N 可以定义为一个多元组 $\{P,T,I,O,C,\lambda,W,\mu\}$ 。

$P = \{p_1, p_2, \cdots, p_n\}$ 表示 Petri 网中的所有 Places 的集合，每一个 Place 分别对应健康管理方案知识的知识前提或方案实施标的。

$T = \{t_1, t_2, \cdots, t_n\}$ 表示所有 Transitions 的集合，知识库中的每一条方案知识对应一个推理规则，即对应一个 Transition。

$I: T \to P$ 为输入函数， $p_j \in I(t_i)$ 表示 p_j 是 Transitions t_i 的输入节点，两者之间有输入弧连接。

$O: T \to P$ 为输出函数， $p_j \in O(t_i)$ 表示 p_j 是 Transitions t_i 的输出节点，两者之间有输出弧连接。

$C = [C(p_1), \cdots, C(p_n)]^{\mathrm{T}}$ 为模糊 Petri 网 Places 的置信度, n 为所有 Places 数量, $C(p_i) \in [-1,1]$ ，若命题的置信度未知，则 $C(p_i) = 0$ ；如果节点 p_i 对应"否"命题，则 $C(p_i) < 0$ ，反之 $C(p_i) > 0$ ，在初始状态下（未执行推理前）, C 中的输入节点的置信度为各自初始置信度，其他非输入节点的置信度为 0。

$\lambda \to [0,1]$ 定义一个基于 Transitions 映射的阈值函数， $\lambda(t_i) = \lambda_i$ 表示能触发 Transitions 规则 t_i 的临界值是 λ_i 。

$W = \{w_1, w_2, \cdots, w_r\}$ 为规则前提条件的权重集合， $w_i \in [0,1]$ 反映了规则的前提条件对规则的重要程度。连接特定 Transition 的每个知识前提的权重通常设置为 $1/M$（ M 为连接该 Transition 所有知识前提的数目）。

$\mu: T \to [0,1]$, $\mu(t_i) = \mu_i$ 表示知识规则的确定度。

5.2　基于 Petri 网的个性化健康管理方案生成方法

个性化健康管理方案智能生成框架如图 5-2 所示。

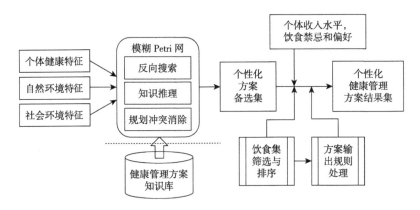

图 5-2　个性化健康管理方案智能生成框架

主要包括以下几个部分。

（1）个体初始状态数据：个体健康特征、自然环境特征、社会环境特征数据，作为初始输入数据启动由健康管理方案知识转换成的模糊 Petri 网进行知识推理。

（2）模糊 Petri 网：由健康管理方案知识转换成的模糊 Petri 网，每种方案类型（运动方案、饮食方案、生活起居方案和辅助用药方案）的知识分别转换成一个模糊 Petri 网络。

（3）知识推理：由模糊 Petri 网进行知识推理，包括为避免用户可能遗漏某些初始状态信息而引入的反向搜索算法和为处理存在矛盾或冲突的备选方案而引入的规划冲突消除算法。

（4）饮食集处理与方案输出：在知识推理生成的个性化方案备选集的基础上，结合个体收入水平、饮食禁忌和偏好对饮食集做进一步个性化处理。最后，按照预设的方案输出规则生成个性化健康管理方案结果集。

本书之前已经开发并上线测试了健康管理方案知识库系统平台。通过招募专业的知识录入员和审核员，一共录入并审核了 1500 多条心血管病领域的健康管理方案知识。这些知识经过了课题组合作医学专家的定期审核，每条方案知识都有确定性得分，可满足个性化健康管理方案智能生成的测试要求。本书提出的智能生成算法包括以下五个步骤。

步骤一，构建推理网络：基于已经建立好的知识库平台数据库系统里的实例知识数据，通过网络变化构建推理网络，以便实现下一步的知识推理。

步骤二，设置初始状态向量：基于用户的个体健康状态，包括个体基本健康状态信息、个体环境特征信息与个体饮食偏好信息，来实现后续的个性化推荐。

步骤三，知识推理：利用步骤一和步骤二构建的推理网络和初始状态数据，运用矩阵变化进行方案推理，如果推理结果包括饮食方案（得到可吃与不可吃的食材集或食材标签集），则继续采用步骤四进行处理。

步骤四，饮食方案筛选与排序：对网络推理得出的饮食方案做进一步优化，根据用户偏好、禁忌、收入水平和食物相克等信息，对食材或菜谱做筛选与排序。

步骤五，健康管理方案输出：按照一定规则输出所有运动方案、饮食方案、生活起居方案和辅助用药方案，包括适宜与不适宜的建议。

5.2.1　步骤一：构建推理网络

为提高推理运行的效率，节省节点数量和存储空间，基于文献[129]的方法将推理网络矩阵化，从而实现并行处理。采用矩阵的形式表示推理网络，涉及输入矩阵、输出矩阵、Transitions 阈值向量、初始状态向量等。

定义 1：

（1）输入矩阵 A：$P \rightarrow T$，$A = \{a_{ij}\}$，$1 \leq i \leq n$，$1 \leq j \leq m$，n 为 Places 数量，m 为 Transitions 数量。

$$a_{ij} = \begin{cases} w_{ij}, & p_i \in I(t_j) \\ 0, & p_i \notin I(t_j) \end{cases} \qquad (5\text{-}1)$$

其中，$w_{ij} \in [0,1]$ 表示的是权重，表示规则的前提条件 p_i 对规则 t_j 的贡献程度。

（2）输出矩阵 B：$P \rightarrow T$，$B = \{b_{ij}\}$，$b_{ij} \in [0,1]$，$1 \leq i \leq n$，$1 \leq j \leq m$。

$$b_{ij} = \begin{cases} \mu_j, & p_i \in O(t_j) \text{且对应为 "是" 命题（如宜吃）} \\ -\mu_j, & p_i \in O(t_j) \text{且对应为 "否" 命题（如不宜吃）} \\ 0, & p_i \notin O(t_j) \end{cases} \qquad (5\text{-}2)$$

式中，μ_j 表示 Transitions t_j 对应规则的置信度（确定性程度）。本书知识库系统中的健康管理知识都有确定性得分，所以 $\mu_j =$ 所属健康管理知识确定性得分/100。

Transitions 阈值向量 $\tau = [\lambda_1, \cdots, \lambda_m]^T$，$\lambda_i \in [0,1]$ 表示 Transitions 的触发阈值。考虑到目前积累的健康管理方案知识中并未涉及模糊型健康事实（不良生活方式、中医体质和精神压力），所以本书设置触发阈值为最大值 1，即规则 t_j 的输入强度为 1 才触发此 Transitions t_j。

（3）初始状态向量 $C_0 = [C_0(p_1), C_0(p_2), \cdots, C_0(p_n)]^T$ 表示基于特定个体的各 Places 的初始置信度，其中输出节点的置信度为 0，各输入节点的初始置信度规则如下。

个体定义的确定型健康事实：个体基本信息中除 "中医体质" 的所有属性；个体疾病史、家族史、个体检测信息；个体所处自然环境特征的所有属性；个体所处社会环境特征中除 "精神压力" 外的所有属性。

以上所有属性对应的 Place 的置信度均为 1。

个体定义的模糊型健康事实包括不良生活方式、中医体质和精神压力，经过与课题组合作医学专家的沟通和确认，设置如下：个体不良生活方式，设置信度为 0.75；个体的"中医体质"，根据专门体质测试工具，设置为测试最高分/100；个体的"精神压力"设置信度为 0.80。

对于特定个体信息在 $P = \{p_1, p_2, \ldots, p_n\}$ 中的未知属性，其置信度全部设置设为 0。

基于以上定义，本书提出以下算法来构建推理网络。

算法 1：推理网络构建

对于知识库中的每一条方案知识（信息），采用下面描述的算法生成输入、输出矩阵。

（1）定义 $i = 0, j = 0$，建立"知识前提和结论统计数组" P，初始 P 为空。

（2）令 $j = j + 1$，从当前的知识移动到下一条新的知识，标为第 j 项知识，令 μ_j 为该条方案知识的确定性得分/100。

（3）计算第 j 条方案知识的知识前提数目 M_j（注意同一个知识前提属性，如性别，取值不同计作不同的知识前提，如性别–"男"和性别–"女"计为不同的知识前提）。扫描该条知识中的每个"知识前提"–P_m，若 P not contain(不包含) P_m，则把 P_m 添加进数组 P，即 $P.\text{Add}(P_m)$，$i=i+1$ 且 $A_{ij}=1/M_j$；若 P contain(包含) P_m，则令 $h=P.\text{Index}(P_m)+1$（h 等于 P_m 在 P 中的索引加 1，数组 P 的索引从 0 开始）且 $A_{hj}=1/M_j$。

（4）继续扫描该条知识中的每个"实施标的"–P_n，若 P not contain P_n，则把 P_n 添加进数组 P，即 $P.\text{Add}(P_n)$，$i=i+1$ 且 $B_{ij}=\mu_j$(当实施关系为"否"命题则为 $-\mu_j$)；若 P contain P_n，则令 $h=P.\text{Index}(P_n)+1$ 且 B_{hj} 的取值依旧是 $\mu_j(-\mu_j)$。

（5）重复步骤（2），（3），（4），直到处理完所有的知识。若矩阵 A 和 B 中有没有赋值的元素，则将其设置为 0，形成输入矩阵和输出矩阵。

例如，图 5-1 的推理网络有 6 个 Places，4 条 Transitions，$n=6$，$m=4$。根据算法 1，该网络可以表示为如下形式（假设每条 Transition 规则的置信度为 0.9，触发阈值为 1）：

$$
A = \begin{bmatrix} 1 & 1 & 0 & 0 \\ 0 & 0 & 0 & 0 \\ 0 & 0 & 0 & 0 \\ 0 & 0 & 1 & 1 \\ 0 & 0 & 0 & 0 \\ 0 & 0 & 0 & 0 \end{bmatrix} \quad B = \begin{bmatrix} 0 & 0 & 0 & 0 \\ 0.9 & 0 & 0 & 0 \\ 0 & 0.9 & 0 & 0 \\ 0 & 0 & 0 & 0 \\ 0 & 0 & 0.9 & 0 \\ 0 & 0 & 0 & -0.9 \end{bmatrix} \quad \mu = \begin{bmatrix} 0.9 \\ 0.9 \\ 0.9 \\ 0.9 \end{bmatrix} \quad \tau = \begin{bmatrix} 1 \\ 1 \\ 1 \\ 1 \end{bmatrix}
$$

式中，A 表示输入矩阵；B 表示输出矩阵；μ 表示置信度矩阵；τ 表示阈值向量。

实际构建推理网络时，本书会按照四种方案类型（运动方案、饮食方案、生活起居方案和辅助用药方案）分别构建推理网络，因此，每种推理网络规模较小且只会得出一种类型的健康管理方案。

5.2.2　步骤二：设置初始状态向量

在这一阶段，需要收集用户信息，基于步骤一构建好的推理网络，进行用户个性化健康管理方案的推荐。用户信息主要分为三部分：个体基本健康状态，个体环境特征信息与个体饮食偏好、禁忌，收入水平信息。完整收集这三部分的信息有助于实现健康管理方案的个性化推荐，并且这几方面的信息并不需要用户频繁更新。

个体健康特征（individual health characteristics，IHC）信息包括用户的个体基本信息、不良生活方式、家族史、个体疾病史和个体检测信息、个体所处自然环境和社会环境特征信息，个体饮食特征（individual dietary characteristics，IDC）则包括个体的收入水平、饮食禁忌以及饮食偏好。IHC 信息是进行网络推理的初始状态信息，IDC 则主要用于基于初步推理结果执行个性化的饮食筛选与排序。向量 U_{Info} ={IHC，IDC}。其中 IHC={个体基本信息，不良生活方式，家族史，个体疾病史，个体检测信息，个体所处自然环境特征，个体所处社会环境特征}，IDC={收入水平，饮食禁忌，饮食偏好}。饮食禁忌主要指由于用户所在的地区文化、宗教等因素导致的忌口，如清真饮食、素食主义等。用户的 IHC 和 IDC 信息每次出现数据改变时，需要进行更新，以便触发健康管理方案重新生成与更新。

根据上述收集到的用户 IHC 信息，按照其具体属性数据设置其初始状态向量 $C_0 = [C_0(p_1), C_0(p_2), \cdots, C_0(p_n)]^{\mathrm{T}}$。

为了降低由于用户遗漏健康特征信息而导致无法得到有效健康管理方案的可能性，本书引入反向搜索机制，即基于用户的初始状态向量，根据已经建立的推理网络，搜索连接同一 Transition 的其他输入节点，询问用户是否满足这些节点对应的知识前提，如果满足则更新初始状态向量，这样就能进行更准确的方案推荐。

算法 2：反向搜索（RLK）

（1）获取 C_0 中不为 0 的节点集合 $P' = \{p_i \mid C_0(p_i) \neq 0\}$。

（2）对于任意 $p_i \in P'$，如果输入矩阵中的 $w_{ij} \neq 0$，表示 $p_i \in I(t_j)$，记录 t_j，得到 t_j 集合 $T = \{t_j \mid w_{ij} \neq 0, p_i \in P'\}$。

（3）对于任意 $p_i \notin P'$，如果 $w_{ij} \neq 0$ 且 p_i 隶属的知识前提属性（如性别）不存在于 P' 中所有的属性，则该节点即隶属于个体当前输入节点的关联节点集合

$$R = \{p_i \mid w_{ij} \neq 0, t_j \in T, p_i \notin P'\}$$

（4）询问用户是否满足 R 中每个节点 p_i 对应的知识前提，并按照上文中的置信度规则更新 $C_0(p_i)$，得到新的初始状态矩阵 C_0。例如，对于节点 p_i 和 t_j，更新前的 $C_0(p_i) = 0$ 则 t_j 显然无法触发，如果用户确认满足 p_i 对应的知识前提，则更新后 $C_0(p_i) \neq 0$，如果此时 t_j 恰好所有输入节点全部满足条件，则 t_j 就可触发（即 t_j 对应的知识库中的方案即为备选健康管理方案）。

5.2.3 步骤三：知识推理

为了方便描述，在给出推理算法之前，需预定义几个用于推理的运算符，以下假设 A、B 和 C 都是同型矩阵。

定义 2：

（1）运算符 $\oplus$：$A \oplus B = C$

$$c_{ij} = \begin{cases} \max(a_{ij}, b_{ij}), & \text{如果 } a_{ij} \geqslant 0 \text{ 且 } b_{ij} \geqslant 0 \\ -\max(|a_{ij}|, |b_{ij}|), & \text{如果 } a_{ij} \leqslant 0 \text{ 且 } b_{ij} \leqslant 0 \\ 0, & \text{其他} \end{cases} \quad (5\text{-}3)$$

（2）运算符 $>|, \geqslant|$

$$\begin{cases} >| : (A >| B) = C, \text{如果 } a_{ij} > b_{ij}, \text{则 } c_{ij} = a_{ij}, \text{否则 } c_{ij} = 0 \\ \geqslant| : (A \geqslant| B) = C, \text{如果 } a_{ij} \geqslant b_{ij}, \text{则 } c_{ij} = a_{ij}, \text{否则 } c_{ij} = 0 \end{cases} \quad (5\text{-}4)$$

（3）运算符 $\otimes$：$A \otimes B = C$

$$c_{ij} = \begin{cases} \max(a_{ik} \times b_{kj}), & \text{如果 } \forall k, a_{ik} \times b_{kj} \geqslant 0 \\ -\max(|a_{ik} \times b_{kj}|), & \text{如果 } \forall k, a_{ik} \times b_{kj} < 0 \end{cases} \quad (5\text{-}5)$$

式（5-5）是用在算法 3 的第 6 步，执行前已经进行过冲突处理，所以对于输出节点要么是"是"命题，要么是"否"命题，所以 $\forall k$，要么 $a_{ik} \times b_{kj} \geqslant 0$，要么 $a_{ik} \times b_{kj} < 0$，不存在其他情况。

下面给出基于该推理网络的推理算法，得到初始的备选方案集。根据用户的 IHC 信息，确定初始状态矩阵 C_0。令 $k=0$，m 为 Transition 数，n 为 Place 数。

算法 3：知识推理

（1）计算每个 Transition 的输入强度 $S_{k+1} = A^T \cdot C_k = [s_1, s_2, \cdots, s_m]^T$。

（2）对于多层推理网络，判断输入强度 S_{k+1} 是否高于系统记录的最大输入强

度 $S_{\max}$。令 $S'_{k+1} = (S_{k+1} > S_{\max})$，如果当前 Transition 输入强度低于或等于之前触发时的强度，则表示此 Transition 无须触发。如果 $S'_{k+1} = 0$，则代表所有的 Transition 都无须触发，直接跳转到（9）；否则，进入（3）。

（3）更新每个 Transition 的最大输入强度 $S_{\max}$。$S_{\max} = S_{k+1} \oplus S_{\max}$。

（4）比较输入强度和 Transition 阈值的大小，若输入强度高于或等于 Transition 触发的阈值，则 Transition 被触发，记录所有可能触发 Transition 的输入强度 H_{k+1}，$H_{k+1} = (S_{k+1} \geqslant \tau) = [h_1, h_2, \cdots, h_m]^{\mathrm{T}}$。

（5）冲突检测与处理，运用规划冲突消除算法更新输入矩阵 A 和输出矩阵 B。

（6）计算 Transition 触发后的所有 Place 的标志 C_{k+1}。若某个 Place 是多个可触发 Transition 的输出 Place，则保留置信度最大者，即 $C_{k+1} = B \otimes H_{k+1}$。

（7）更新所有 Place 的标志，$C_{k+1} = C_{k+1} \oplus C_k$。

（8）$k=k+1$，返回（1）。

（9）推理结束，得到输入/输出 Place 的置信度向量 C_k，推理结果的置信度就是输出 Places 的置信度。在输出节点中，当一个节点有正的置信度时，代表其为"是"命题，如可能是"宜吃"的食材；当一个节点有负的置信度时，代表其为"否"命题，如可能是"不宜吃"的食材；当一个节点的置信度为 0 时，代表该节点对应的实施标的不会出现在推荐方案中。另外，如果在推理过程中存在冲突处理，那么推理结束后就需要恢复原有的 Petri 网络结构，因为 PCE 会改变个体的初始健康事实，进而造成不同的 Transition 被触发。所以，在下一次推理之前，必须还原 Petri 网络结构。

规划冲突消除算法用于判断同一初始状态向量，是否会推导出同一个结论命题既为"是"命题也为"否"命题（代表存在冲突），如果存在则进行冲突消除。该算法的输入为 B 与 H_{k+1}，输出则为消除冲突后的输入矩阵 A 与输出矩阵 B，即保留输入强度与 Transition 阈值相差最大的规则，去除其余的冲突规则。

算法 4：规划冲突消除（PCE）

（1）对 $p_T \in P$，对于以该节点为结论的输出矩阵值 b_{T_i}，如果 $\sum_{i=1}^{m} \left| b_{T_i} \cdot h_i \right| \neq \left| \sum_{i=1}^{m} b_{T_i} \cdot h_i \right|$，代表着可触发的 Transition 中存在冲突，因此 p_T 为矛盾命题。

（2）冲突规则处理。找到冲突规则对应的所有 Transition $\{t_k\}$，若 $\forall k, |h_i - \lambda_i| \geqslant |h_k - \lambda_k|$，则 t_i 触发，其余 t_k 不触发，因此断开 t_k 的输入与输出弧，更新输入矩阵 A、输出矩阵 B。

（3）$P = P - p_T$，若 $P = \varnothing$，则算法结束，返回更新后的输入矩阵 A、输出矩阵 B；否则，重复（1）、（2）。

5.2.4 步骤四：饮食方案筛选与排序

当前获得的 C_k 向量包括了用户宜吃与不宜吃的食材集或食材标签集，并且经过规划冲突消除算法处理，虽然可以排除矛盾结果，但对于推理结果内容之间的其他潜在冲突问题并未考虑到。比如推理得到的食材集、食材标签集可能会出现属性冲突或者从中医角度会存在食物相克等问题。虽然也可以将这些知识规则直接加入上一步的推理网络，但由于食材集庞大，直接运用推理网络，会导致推理网络过于复杂，因而将其单独进行处理。同时为了更好地进行个性化方案推荐，还需要结合用户的饮食禁忌与偏好等其他个性化条件。

得到的推理结果包括食材集、食材标签集和菜谱集。不同的类型需要采取不同的方法进行筛选。当前阶段的输入为推理结果 C_k 向量、输入矩阵 A 与输出矩阵 B。

定义 3：

（1）令 TF、TM 代表知识库中所有食材和菜谱的集合，UIF1、UIF2 分别代表用户不宜吃的食材、食材标签的集合。

（2）假定 C_k 中的每个节点均可通过函数 Category 返回其饮食节点类别，即

$$\text{Category}(p_i) = \begin{cases} \text{"食材"} \\ \text{"食材标签"} \\ \text{"菜谱"} \\ \text{"其他"} \end{cases} \tag{5-6}$$

（3）令 SF1、SF2、SF3 分别代表宜吃食材、食材标签和菜谱的节点集合

$$SF1 = \left\{ p_i \middle| C_K(p_i) > 0, a_{ij} = 0, \forall j, \text{Category}(p_i) = \text{"食材"} \right\}$$

$$SF2 = \left\{ p_i \middle| C_K(p_i) > 0, a_{ij} = 0, \forall j, \text{Category}(p_i) = \text{"食材标签"} \right\}$$

$$SF3 = \left\{ p_i \middle| C_K(p_i) > 0, a_{ij} = 0, \forall j, \text{Category}(p_i) = \text{"菜谱"} \right\}$$

（4）令 IF1、IF2、IF3 分别代表不宜吃食材、食材标签和菜谱的节点集合

$$IF1 = \left\{ p_i \middle| C_K(p_i) < 0, a_{ij} = 0, \forall j, \text{Category}(p_i) = \text{"食材"} \right\}$$

$$IF2 = \left\{ p_i \middle| C_K(p_i) < 0, a_{ij} = 0, \forall j, \text{Category}(p_i) = \text{"食材标签"} \right\}$$

$$IF3 = \left\{ p_i \middle| C_K(p_i) < 0, a_{ij} = 0, \forall j, \text{Category}(p_i) = \text{"菜谱"} \right\}$$

注意：条件 $a_{ij} = 0, \forall j$ 能确保是输出节点。

（5）假定 C_k 中的每个菜谱节点可通过函数 Ingredient 返回其主料食材成分集合

$$\text{Ingredient}(p_i) = \{p_{i1}, p_{i2}, p_{i3}, \cdots\}$$

（6）假定 C_k 中的每个食材或菜谱节点可通过函数 Lable 返回其食材标签集合

$$\text{Lable}(p_i) = \{l_{i1}, l_{i2}, l_{i3}, \cdots\}$$

注意：对于菜谱 p_i，其食材标签集合为其各个食材成分的标签集的合集。

（7）食材标签集置信度 C_L。

令 $L = \{l_1, l_2, \cdots, l_j\}$ 为知识库中所有食材标签的集合。L 的置信度记为 $C_L = [C_K(l_1), C_K(l_2), \cdots, C_K(l_j)]^{\mathrm{T}}$，若 $l_i \notin P$（不是输出节点），则 $C_K(l_i) = 0$，反之，则取其推理结果向量 C_K 对应节点的置信度。

（8）用户食材标签偏好得分向量 U_{L_p}。

令 $L_P = \{q_1, q_2, \cdots, q_m\}$ 为用户饮食偏好食材标签集，则 $U_{L_p} = [u(l_1), u(l_2), \cdots, u(l_j)]$。

若 $l_j \in L_P$，则 $u(l_j) = m - L_p.\text{Indexof}(l_j)$，$L_p.\text{Indexof}(l_j)$ 获取 l_j 在 L_P 的索引（索引从 0 开始计算），若 $l_j \notin L_P$，则 $u(l_j) = 0$。从以上定义可以看出用户偏好的食材标签在 L_P 中越靠前，偏好得分越高，越受用户偏好。

（9）宜吃饮食集转化为食材标签值矩阵 SF_L，函数 $\text{pl}(p_i)$

$\text{SF}_L = [\text{pl}(p_1), \text{pl}(p_2), \cdots, \text{pl}(p_n)]^{\mathrm{T}}$，$(p_i \in \text{SF}_1 \bigcup \text{SF}_2 \bigcup \text{SF}_3)$，$\text{pl}(p_i)$ 返回 p_i 的食材标签值向量。

当 $\text{Category}(p_i) = $ "食材"，则 p_i 的标签值向量 $\text{pl}(p_i) = [e_1^i, e_2^i, \cdots, e_j^i]^{\mathrm{T}}$，$e_j^i = 1$（当 p_i 包含 l_j 标签），$e_j^i = 0$（当 p_i 不包含 l_j 标签），e_j^i 对应 l_j。

当 $\text{Category}(p_i) = $ "食材标签"，则 p_i 的标签值向量 $\text{pl}(p_i) = [e_1^i, e_2^i, \cdots, e_j^i]^{\mathrm{T}}$，$e_j^i = 1$（当 p_i 包含 l_j 标签），$e_j^i = 0$（当 p_i 不包含 l_j 标签）。

当 $\text{Category}(p_i) = $ "菜谱"，设菜谱 p_i 的所有食材成分的标签值矩阵 $\text{pi}_i = [\text{il}_1, \text{il}_2, \cdots, \text{il}_k]$（$k$ 个食材成分，il_k 为 i_k 食材对应的标签列向量），各食材成分重量构成的向量为 $\text{pw}_i = [w_1^i, w_2^i, \cdots, w_k^i]^{\mathrm{T}}$，则菜谱 p_i 的食材标签值向量 $\text{pl}(p_i) = \text{pi}_i \times \text{pw}_i$。

以上三种情况 $\text{pl}(p_i)$ 均进行归一化，$\text{pl}(p_i) = \text{Scale}[\text{pl}(p_i)]$。

算法 5：饮食方案筛选与排序

（1）基于食材标签的筛选，如某食材在宜吃饮食集中，但其所属食材标签又在不宜吃饮食集中。此处存在两种可选筛选标准。

计算宜吃饮食集基于食材标签值的综合置信度：

$$\text{SF}_L \times C_L = [C_1, C_2, \cdots, C_i]^{\mathrm{T}}$$

$C_i \geqslant 0$，则 p_i 为宜吃饮食，否则为不宜吃饮食。将不宜吃饮食从 SF_1 或 SF_3 中

删除，并加入 IF_1 或 IF_3 中。

该方法综合考虑了不同"不宜吃"属性标签置信度的差异以及菜谱所包含食材成分含量（重量）的差异。

不宜吃食材标签作为绝对约束。宜吃饮食集中的食材、菜谱，如果其标签集中存在不宜吃标签，将其移入不宜吃饮食集。

```
For  p_i  in  SF_1
    For  l_i  in  Lable(p_i)
        If  l_i  in  IF_2  then
            SF_1.remove(p_i)
            IF_1.add(p_i)
            Exit For //退出当前循环层
        End If
    Next
Next
For  p_i  in  SF_3
    For  I_i  in  Ingredient(p_i)
        For  l_i  in  Lable(I_i)
            If  l_i  in  IF_2  then
                SF_3.remove(p_i) //删除主料含不宜吃饮食标签的菜谱
                IF_3.add(p_i)
                Exit For //退出最内层循环
            End If
        Next
        If  p_i  not in  SF_3  then
            Exit For //退出第二层循环
        End If
    Next
Next
```

（2）基于饮食禁忌的筛选。此处把饮食禁忌作为绝对约束。

```
For p_i in UIF1
    If  p_i  not in  IF_1  Then
        IF_1.add(p_i)
    End If
End For
```

```
For p_i in UIF2
    If  p_i not in IF_2   Then
        IF_2 .add( p_i )
    End If
End For
For p_i in SF_1
    If  p_i in UIF1   Then
        SF_1 .remove( p_i )//从宜吃饮食集中删除禁忌饮食
    Else
        For  l_i in Lable( p_i )
            If  l_i in UIF2   Then
                SF_1 .remove( p_i )//从宜吃饮食集中删除禁忌饮食标签的饮食
                Exit For
            End If
        End For
    End If
Next
For p_i in SF_2
    If  p_i in UIF2   Then
        SF_2 .remove( p_i ) //从宜吃饮食标签集中删除禁忌饮食标签
    End If
Next
For p_i in SF_3
    For  I_i in Ingredient( p_i )
        If  I_i in UIF1   Then
            SF_3 .remove( p_i )//删除主料含禁忌饮食的菜谱
            IF_3 .add( p_i )
            Exit For
        Else
            For  l_i in Lable( I_i )
                If  l_i in UIF2   Then
                    SF_3 .remove( p_i )//删除主料含禁忌饮食标签的菜谱
                    IF_3 .add( p_i )
                    Exit For//退出最内层循环
```

```
                        End If
                End For
                If  p_i not in SF_3  Then
                        Exit For //退出第二层循环
                End If
        End If
    Next
Next
```

（3）食材季节可获得性筛选。假设当前月份为 $M_{current}$，函数 $M(p_i)$ 返回当前食材的有效月份集（食材类已定义该属性）。

```
For p_i in SF_1
    If  M_current not in M(p_i)  Then
        SF_1.remove(p_i)
    End If
Next
For p_i in SF_3
For I_i in Ingredient(p_i)
        If  M_current not in M(I_i)  Then
    SF_3.remove(p_i)
    Exit For
        End If
Next
Next
```

（4）收入水平筛选。假设当前个体的收入水平为 U_{income}（社会环境类已定义该属性），函数 IncomeLevel(p_i) 返回当前食材对应的收入水平（食材类已定义该属性）。

```
        If  U_income is not Null  Then //个体收入水平非空才会进行筛选
            For p_i in SF_1
                iIncomelvl = IncomeLevel(p_i)
            If  iIncomelvl is not Null AND iIncomelvl > U_income  Then
    SF_1.remove(p_i)
            End If
            Next
        For p_i in SF_3
```

For　I_i in Ingredient(p_i)

　　　　iIncomelvl = IncomeLevel(I_i)

　　　If　iIncomelvl is not Null AND iIncomelvl $> U_{\text{income}}$　Then

　　SF$_3$.remove(p_i)

　　Exit For

　　　　End If

　Next

　Next

　End If

（5）饮食推荐排序。如果用户存在饮食偏好，则通过 SF$_L$（宜吃饮食集转化的食材标签值矩阵）和 U_{LP}（用户食材标签偏好得分向量）计算宜吃饮食集的偏好得分向量 SF$_{\text{LP}}$，然后按照偏好得分排序。SF$_{\text{LP}}$ = SF$_L \times U_{\text{LP}}^{\text{T}}$，为列向量，分别对应宜吃饮食集各节点（食材、食材标签和菜谱）的偏好得分。按照分值高低（如果偏好得分相同再按照置信度大小）对宜吃饮食集进行排序。如果用户不存在饮食偏好，即 U_{LP} 为空，则直接按照置信度大小进行排序即可（如果置信度相同则可随机排序）。

（6）食材相克性筛选。目前食材之间"相克"的科学证据仍然不清晰，此步仅作为可选项。

假设当前相克食材集为 RF（restriction relation food，限制关联食物），RF={R_1, R_2,…, R_j}，R_i={R_{i1}, R_{i2}}。如：{{黑木耳，白萝卜}，{红薯，西红柿}，{橘子，柠檬}，…}。

当从排序后的宜吃饮食集向用户推荐饮食时，考虑到饮食结构的均衡性，中国居民平衡膳食宝塔中各个类别的饮食都会进行一定数量的推荐，此时应当避免两个相克的食材同时出现在推荐结果集中。即当按照排序高低推荐每一个食材时，都应该检查该食材是否与已经推荐的食材之间有相克关系，如果有，则忽略该食材继续推荐下一个食材。

5.2.5　步骤五：健康管理方案输出

经过步骤一至步骤四处理，得到了所有的定性运动方案、定性饮食方案、生活起居方案和辅助用药方案。对于在 C_k 向量置信度为负的运动方案、生活起居方案和辅助用药方案，则直接输出为"不宜执行"的运动、生活起居和用药方案，对于集合 IF1、IF2 和 IF3，则直接输出为"不宜食用"的饮食方案即可。未来的健康管理方案知识可能是海量的，如果置信度为正的输出节点数量过于庞大，则有必要对输出节点作进一步限制，如可采用设定置信度阈值的方法。阈值向量 $\delta = [\delta_d, \delta_e, \delta_h, \delta_m]$，分量分别代表了饮食、运动、生活起居和辅助用药方案的置信度阈值。在步骤三推理结果中，按照设定阈值的大小，删除 C_k 向量中置信度为正且小于各自阈值的节点，然后再进行后续步骤处理。具体个性化健康管理方案输出可参考图 5-3。

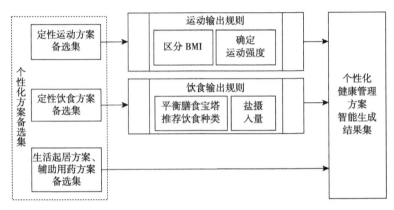

图 5-3　个性化健康管理方案输出规则

详细方案输出规则描述如下。

（1）对于运动方案，在心血管病领域通过运动进行健康干预，目前被证明最有效的方法是有氧运动[130]。因此，本书从输出节点中选择方案时，仅选择有氧运动方案（运动处方的运动种类属性为"有氧运动"）输出给用户。而且本书发现，当前基于健康管理书籍，通过人工阅读知识文档块方式录入到知识库系统中的运动方案也均为有氧运动。

考虑到用户一天中的运动时间是有限的，所以本书仅从输出节点中选择 1～2 种置信度最高的有氧运动方案推荐给用户，具体标准为：如果 BMI < 24 kg/m² （正常和偏瘦）则推荐 1 种运动方案；如果 BMI ⩾ 24 kg/m² （超重）则推荐 2 种运动方案。同时，从智能化和人性化角度考虑，应与用户确认其当前是否已经在实施别的运动方案，如果有，则有 2 种情况：①用推荐的运动方案替换现有用户的运动方案；②用户可以选择 1～2 种推荐的运动方案作为现有运动方案的补充。

知识库系统中的运动方案存在运动强度为空的情况，如健康管理方案知识建议用户采用步行、慢跑等运动方式，但并未明确步行或慢跑的速度。为了能支持后续的运动量化，必须确定运动强度。基于文献[130]，为了保证运动安全和康复效果，个体最好采用 40%～60% 最大摄氧量（VO_{2max}）的中等强度有氧运动进行锻炼。其中，最大摄氧量可以采用 Firstbeat 算法估算，该方法已被证实接近实验室测试结果，误差不大于 5%，且已在智能可穿戴产品中得到了广泛的商业使用。因此，如果推荐的运动方案有明确的运动强度则直接输出给用户，否则应基于最大摄氧量计算合理的运动强度再输出给用户。本书为了确保运动安全，按照最大摄氧量的 50%计算运动强度，即适宜的运动强度= $VO_{2max} \times 0.5/3.5$（单位：Met）。

如果用户认为以上推荐的运动方案需要调整，则系统也可依据置信度高低，按照顺序从输出节点中输出其他运动方案供用户选择。

（2）对于生活起居方案，全部输出给用户。

（3）对于辅助用药方案，全部输出给用户。但应特别提醒用户"如果需要用药请及时就医并严格遵循医嘱服用，本推荐仅作为知识参考"。

此处要特别说明，本书的研究定位于心血管病领域的健康管理，即通过个性化健康管理方案对个体进行疾病预防、调理和健康干预，重点强调通过生活起居、运动和饮食进行健康干预的模式。因此，如何用药物进行心血管病领域的疾病治疗并不是本书研究的重点，用药方案仅作为知识参考，起辅助作用。

（4）对于饮食方案，基于《中国居民膳食指南（2016）》中的平衡膳食宝塔和平衡膳食餐盘，为了确保饮食结构的均衡性，每日健康的饮食应该包含五层膳食宝塔中的各类食物[92]。指南推荐：食物应该保持多样性，以谷薯类为主食；饮食与运动应达到平衡的状态；日常多吃蔬菜和水果，适量吃鱼肉、禽肉、蛋类；平均每天最好摄入 12 种以上食物；吃不同的蔬菜，每天吃 5 种以上。因此，饮食方案总体输出标准为：基于排序后的宜吃集，参考以上膳食指南建议，按照顺序输出 2 种谷薯类食材、2 种水果、5 种蔬菜、1 种畜禽肉、1 种水产品、1 种蛋类、1 种豆制品、1 种奶制品和 1 种食用油，共计 14 种食材、1 种食用油。如果宜吃饮食集还包含菜谱，则输出 2 个早餐类别的菜谱、3 个午餐类别的菜谱和 3 个晚餐类别的菜谱，共计 8 种菜谱。具体输出规则如下。

第一，按照顺序从宜吃饮食集（包含食材、食材标签、菜谱）中取出节点输出，如果节点为食材，则直接按所属类别（水果、蔬菜等）输出；如果节点为食材标签，可以从知识库食材集 TF 中选择 1 种属于该食材标签的食材（该食材应不在不宜吃饮食集 IF1 和 IF2 中，如果启用了食材相克性筛选，与已经输出的食材也应没有相克关系）替换该食材标签，然后按所属类别输出；如果节点为菜谱，则直接按所属三餐类别（早餐、午餐等）输出。整个过程直到满足以上总体输出标准或宜吃集遍历完毕为止。

第二，确保推荐的食材能覆盖 9 种食材类别以及达到每种类别的数量要求。如果不满足条件，如没有包括谷薯类，则可以从知识库食材集 TF 中选择 2 种所属类别为"谷薯类"的食材（该食材应不在不宜吃饮食集 IF1 和 IF2 中，如果启用了食材相克性筛选，与已经推荐的食材也应没有相克关系），推荐给用户即可。默认新加入的食材置信度为 0，代表中性。

第三，饮食方案中除了包含推荐的食材，也可能包含菜谱。由于每个菜谱又可能包含多种食材，为了确保每日饮食覆盖 9 种食材类别以及达到每种类别的数量要求，同时也为了便于后续饮食方案定量化，本书规定对于推荐的菜谱必须让用户做出选择，当用户确定菜谱后，把这些菜谱对应的所有主料食材按照其食材类别分别加入推荐的食材当中（已经存在于原 14 种推荐食材中的食材不用加入），然后从相应食材类别中删除排序最后的原始推荐食材。默认新加入的食材置信度为 0，代表中性。

第四，膳食宝塔中对于盐的摄入量明确规定应小于 6g，世界卫生组织则规定应小于 5g。现代医学研究表明，食盐摄入水平与高血压发生率有很强的正相关关系，所以本书把食盐摄入量限制作为单独的饮食方案输出。当饮食集中有食盐则输出对应方案的食盐摄入量说明，否则输出世界卫生组织关于食盐的建议摄入量。

按照以上饮食方案输出规则，有以下几点需要特别说明：①基于知识库食材集 TF 的丰富性假设，饮食方案中必定包含推荐的 14 种食材和 1 种食用油（覆盖 9 种食材类别），但并不一定包含菜谱，完全视宜吃饮食集中的菜谱情况而定。②饮食方案中推荐的菜谱仅代表存在某条特定的健康管理方案知识推荐了该菜谱，并不代表只有这些菜谱才能满足个体的健康饮食需求。实际上基于推荐的 11 种食材（不包括水果和奶制品），可以通过搜索知识库菜谱集 TM，匹配出包含推荐食材的所有菜谱，这些菜谱也均满足个体的健康饮食需求。本书将在 6.7 节基于知识库菜谱集 TM 构建一个菜谱的智能推荐模型。③如果用户认为以上推荐的饮食方案需要调整，则系统也可依据上述规则，按照顺序从宜吃饮食集中输出后续的其他节点供用户选择。

5.3 应用实例

为了能基于实际的患者案例说明方案智能生成的过程，本书从课题组合作医院的心血管内科专家处收集了 10 个心血管病患者案例。考虑到需要应用 6.2 节的公式估算个体的 BMR，所以采集案例的患者年龄均不超过 60 岁。此外，本书会在 6.6 节对方案智能生成和方案量化的结果进行专家评价。

专家提供的原始案例数据并没有包含患者的职业、日常通勤、居家情况等信息。由于这些信息有助于本书后续进行运动和饮食量化计算，所以课题组又通过电话与这 10 名患者联系并详细确认了这些信息，本书以患者一为例进行说明。

患者一：

谢某某，男，51 岁，身高 176cm，体重 82kg，最大摄氧量为 41.8 ml/(kg ·min)，吸烟 15 年，8 支左右/日。诊断为：①原发性高血压（2 级）；②冠心病。该患者职业、通勤及居家信息：职业为厨师，平均每日有效工作时间为 5h 左右。该患者每日上下班的通勤时间是 3h 左右〔单程为地铁 1h 左右，4 km/h（按正常人步行速度预估）步行 0.5h 左右〕。每日睡眠时间为 7h 左右。日常除了上下班几乎没有任何运动。

以上信息整理进 IHC 和 IDC 信息如下：

IHC 个体基本健康特征信息 {

年龄：51

年龄组：4（中年）

性别："男性"

身高：176（cm）

体重：82（kg）

BMI：26.47（kg/m^2，自动计算）

最大摄氧量：41.8（ml/（kg·min））

不健康的生活方式：{[H001（吸烟），2]，[H002（缺乏运动），2]}

个体疾病史：{ [D001（冠心病），"治疗中"]，[D002（高血压），2，"治疗中"]}

}

IDC 饮食特征 {

饮食禁忌：I001（猪肉）（饮食偏好、收入水平均为 Null 空值）

}

H001：Instance of class 不良生活方式 {

生活习惯："吸烟"

程度：2（严重）

}

H002：Instance of class 不良生活方式 {

生活习惯："缺乏运动"

程度：2（严重）

}

I001：Instance of class 食材 {

名称："猪肉"（其他信息略）

}

知识库系统中相关健康管理方案知识样例见表 5-1。

表 5-1　健康管理方案知识样例(仅列出部分典型方案)

序号	知识特征	内容
1	知识来源	《冠心病的防治》，101～102 页
		小剂量的阿司匹林（75～150mg/d）适用于大部分稳定性冠心病患者的长期治疗
2	知识来源	《冠心病的防治》，101～102 页
		所有患者应使用氯吡格雷（75mg/d）维持剂量治疗至少 12 个月，对阿司匹林不耐受可改服氯吡格雷
3	知识来源	《不吃药治百病》，198～198 页
		高血压患者最好戒烟、戒白酒
4	知识来源	《不吃药治百病》，234～234 页
		冠心病患者须戒烟、戒白酒
5	知识来源	《心血管病防治随身书》，111～115 页
		冠心病患者，宜吃茄子，有助于改善毛细血管脆性；宜吃玉米，有助于清除体内多余胆固醇；宜吃苹果，每天吃三个以上苹果，有助于降低血液中胆固醇含量；宜吃香蕉，富含钾，有助于防止血管硬化；宜吃山楂，富含有机酸和维生素 C，有助于扩张血管、降低血压和胆固醇
6	知识来源	《不吃药治百病》，235～236 页
		冠心病患者，宜吃洋葱，有活血化瘀和通脉止痛的功效；宜吃茄子，有助于调节血压预防冠心病；宜吃黑木耳，有助于降低血液中胆固醇；宜吃大蒜，有助于防止血栓形成，辅助预防冠心病
7	知识来源	《知名专家谈慢性病》，20～20 页
		冠心病患者，宜吃牛肉、瘦猪肉、鱼肉，宜吃红枣、香菜、菠菜、香菇；不宜吃肥猪肉、羊肉、猪肝、动物内脏、巧克力、冰激凌、咖啡
8	知识来源	《不吃药治百病》，198～204 页
		高血压患者，宜吃黑木耳、白菜；宜吃山楂、苹果
9	知识来源	《心血管疾病中医康复疗法》，15～19 页
		中老年高血压患者适宜散步、慢跑、打太极拳、八段锦
10	知识来源	《心血管疾病中医康复疗法》，15～19 页
		中老年冠心病患者适宜散步、慢跑、打太极拳、八段锦
11	知识来源	《胡大一医生浅谈心脏健康》，214～214 页
		高血压患者，适宜散步、慢跑、游泳、健身操等有氧运动。最佳运动时间在下午或晚上（饭后 1～2h 后）。应避免竞技性的体育运动，运动过程中出现胸闷、胸痛、心跳加速等异常情况，要立刻休息，症状严重者应马上就医
12	知识来源	《心脑血管病饮食宜忌》，138～139 页
		冠心病患者，不宜吃肥猪肉、猪脑、猪肝、蛤蜊、螃蟹、甜点；宜吃芹菜、海带、茄子、玉米、红枣、洋葱、黑木耳、橄榄油；宜吃橘子
13	知识来源	《心脑血管病饮食宜忌》，126～127 页
		高血压患者，宜吃脱脂牛奶、芹菜、玉米、香菇；不宜吃动物内脏、肥猪肉、羊肉、冰激凌、咖啡、浓茶
14	知识来源	《秦医师细话：心脑血管疾病的康复运动+饮食调养》，111～111 页
		血压高的人，睡眠时可把腿部稍微垫高 7～10cm，稍高于心脏的水平线即可，促进血液回流，有助于迅速入睡和睡得香甜

序号	知识特征	内容
15	知识来源	《秦医师细话：心脑血管疾病的康复运动+饮食调养》，73～73 页
	对于有高血压疾病的中老年患者，每日食盐摄入量应限制在 4g 或更低，对降低和稳定血压大有裨益。同时应特别注意方便面、火腿、酱油、鸡精、腌制食品等含盐量较高的隐性含盐食品	

将上述健康管理方案知识按照步骤一方法转换成模糊 Petri 推理网络，如图 5-4 所示（为了展示方便，将不同类型的健康管理方案知识构建在同一个网络里）。

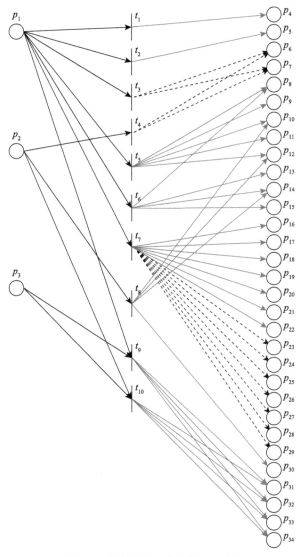

图 5-4　健康管理方案知识 Petri 网

——▶ 代表"宜"　　- - -▶ 代表"不宜"

表 5-1 共涉及 15 条知识库系统的健康管理方案知识。其中，$t_1 \sim t_{10}$ 分别代表第 1~10 条知识。p_1 表示"冠心病"，p_2 表示"高血压"，p_3 表示"中年或老年"，p_4 表示"阿司匹林"，p_5 表示"氯吡格雷"，p_6 表示"烟"，p_7 表示"白酒"，p_8 表示"茄子"，p_9 表示"玉米"，p_{10} 表示"苹果"，p_{11} 表示"香蕉"，p_{12} 表示"山楂"，p_{13} 表示"洋葱"，p_{14} 表示"黑木耳"，p_{15} 表示"大蒜"，p_{16} 表示"牛肉"，p_{17} 表示"瘦猪肉"，p_{18} 表示"鱼肉"，p_{19} 表示"红枣"，p_{20} 表示"香菜"，p_{21} 表示"菠菜"，p_{22} 表示"香菇"，p_{23} 表示"肥猪肉"，p_{24} 表示"羊肉"，p_{25} 表示"猪肝"，p_{26} 表示"动物内脏"，p_{27} 表示"巧克力"，p_{28} 表示"冰激凌"，p_{29} 表示"咖啡"，p_{30} 表示"白菜"，p_{31} 表示"散步"，p_{32} 表示"慢跑"，p_{33} 表示"太极拳"，p_{34} 表示"八段锦"。基于类似性，第 11~15 条知识涉及的节点未在图 5-4 上表示，包括：t_{11} 代表第 11 条知识，p_{35} 表示"游泳"，p_{36} 表示"有氧健身操"。t_{12} 代表第 12 条知识，p_{37} 表示"猪脑"，p_{38} 表示"蛤蜊"，p_{39} 表示"螃蟹"，p_{40} 表示"甜点"，p_{41} 表示"芹菜"，p_{42} 表示"海带"，p_{43} 表示"橄榄油"，p_{44} 表示"橘子"。t_{13} 代表第 13 条知识，p_{45} 表示"脱脂牛奶"，p_{46} 表示"浓茶"。t_{14} 代表第 14 条知识，p_{47} 表示"睡眠时腿部稍微垫高 7~10cm"。t_{15} 代表第 15 条知识，p_{48} 表示"食盐"。以上 15 条健康管理方案知识在知识库系统中的确定性得分向量为[100 100 90 90 75 75 75 75 85 85 85 75 75 80 95]。

根据患者一的基本情况，运用 5.2.2 节中所述的算法 2 进行推理。按照 5.2.1 节的叙述，每条知识规则的置信度可以从知识库系统中直接获取，每条知识规则的阈值都为 1，因此推理网络涉及的矩阵和向量分别为 A（48×15 输入矩阵）、B（48×15 输出矩阵）、μ（1×15 规则置信度向量）、τ（1×15 规则阈值向量）和 C_0（1×48 初始状态向量，包含所有 Places）。

$$A=\begin{bmatrix} 1 & 1 & 1 & 0 & 1 & 1 & 1 & 0 & \frac{1}{2} & 0 & \cdots & 0 \\ 0 & 0 & 0 & 1 & 0 & 0 & 0 & 1 & 0 & \frac{1}{2} & \cdots & \frac{1}{2} \\ 0 & 0 & 0 & 0 & 0 & 0 & 0 & 0 & \frac{1}{2} & \frac{1}{2} & \cdots & \frac{1}{2} \\ 0 & 0 & 0 & 0 & 0 & 0 & 0 & 0 & 0 & 0 & \cdots & 0 \\ \vdots & \vdots & \vdots & \vdots & \vdots & \vdots & \vdots & \vdots & \vdots & \vdots & & \vdots \\ 0 & 0 & 0 & 0 & 0 & 0 & 0 & 0 & 0 & 0 & \cdots & 0 \end{bmatrix}$$

$$B=\begin{bmatrix} 0 & 0 & 0 & 0 & 0 & 0 & 0 & 0 & 0 & 0 & \cdots & 0 \\ 0 & 0 & 0 & 0 & 0 & 0 & 0 & 0 & 0 & 0 & \cdots & 0 \\ 0 & 0 & 0 & 0 & 0 & 0 & 0 & 0 & 0 & 0 & \cdots & 0 \\ 1 & 0 & 0 & 0 & 0 & 0 & 0 & 0 & 0 & 0 & \cdots & 0 \\ 0 & 1 & 0 & 0 & 0 & 0 & 0 & 0 & 0 & 0 & \cdots & 0 \\ 0 & 0 & -0.9 & -0.9 & 0 & 0 & 0 & 0 & 0 & 0 & \cdots & 0 \\ 0 & 0 & -0.9 & -0.9 & 0 & 0 & 0 & 0 & 0 & 0 & \cdots & 0 \\ 0 & 0 & 0 & 0 & 0.75 & 0.75 & 0 & 0 & 0 & 0 & \cdots & 0 \\ 0 & 0 & 0 & 0 & 0.75 & 0 & 0 & 0 & 0 & 0 & \cdots & 0 \\ \vdots & \vdots & \vdots & \vdots & \vdots & & \vdots & \vdots & \vdots & \vdots & & \vdots \\ 0 & 0 & 0 & 0 & 0 & 0 & 0 & 0 & 0.85 & 0.85 & \cdots & 0 \\ 0 & 0 & 0 & 0 & 0 & 0 & 0 & 0 & 0.85 & 0.85 & \cdots & 0 \\ \vdots & \vdots & \vdots & \vdots & \vdots & & \vdots & \vdots & \vdots & \vdots & & \vdots \\ 0 & 0 & 0 & 0 & 0 & 0 & 0 & 0 & 0 & 0 & \cdots & 0.95 \end{bmatrix}$$

$$\mu=\begin{bmatrix} 1 & 1 & 0.9 & 0.9 & 0.75 & 0.75 & 0.75 & 0.75 & 0.85 & 0.85 & 0.85 & 0.75 & 0.75 & 0.8 & 0.95 \end{bmatrix}^{T}$$

$$\tau=\begin{bmatrix} 1 & 1 & 1 & 1 & 1 & 1 & 1 & 1 & 1 & 1 & 1 & 1 & 1 & 1 & 1 \end{bmatrix}^{T}$$

$$C_{0}=\begin{bmatrix} 1 & 1 & 1 & 0 & 0 & 0 & \cdots & \cdots & \cdots & \cdots & 0 & 0 & 0 & 0 & 0 \end{bmatrix}^{T}$$

图 5-4 所示的模糊 Petri 网推理结束后得到新的状态向量 $C_{1}=[1, 1, 1, 1, 1, -0.9,$ $-0.9, 0.75, 0.75, 0.75, 0.75, 0.75, 0.75, 0.75, 0.75, 0.75, 0.75, 0.75, 0.75, 0.75,$ $0.75, -0.75, -0.75, -0.75, -0.75, -0.75, -0.75, -0.75, 0.75, 0.85, 0.85, 0.85, 0.85,$ $0.85, 0.85, -0.75, -0.75, -0.75, -0.75, 0.75, 0.75, 0.75, 0.75, 0.75, -0.75, 0.80, 0.95]^{T}$，由此得到健康管理方案中的运动方案集={散步，慢跑，太极拳，八段锦，游泳，有氧健身操}。生活起居方案集={烟，白酒，睡眠时腿部稍微垫高 7~10cm}。辅助用药方案集={阿司匹林，氯吡格雷}。宜吃饮食集 SF1={茄子，洋葱，黑木耳，玉米，芹菜，菠菜，香菇，白菜，海带，香菜，大蒜，红枣，橄榄油，脱脂牛奶，牛肉，瘦猪肉，苹果，香蕉，山楂，橘子}，SF2={鱼肉}，不宜吃饮食集 IF1={肥猪肉，羊肉，猪肝，猪脑，蛤蜊，螃蟹，巧克力，冰激凌，咖啡，浓茶，食盐}，IF2 ={动物内脏，甜点}。

运动方案集须经过 5.2.5 节的步骤五处理：患者 BMI 为 26.47kg/m^2，应输出 1~2 种运动方案。在和患者沟通后，确认选择"慢跑"和"太极拳"作为最终的运动方案。患者最大摄氧量为 41.8ml/（kg·min），所以其适宜的运动强度为 41.8× 0.5/3.5=5.97 Met，由于速度为 5.6km/h 的慢跑的运动强度约为 5.8 Met[100]，所以可确定为"慢跑（5.6km/h）"。

宜吃饮食集须经过 5.2.4 节的步骤四处理：宜吃饮食集并不存在食材标签与食

材之间矛盾的情形；由于用户存在饮食禁忌，所以从宜吃饮食集SF1中删除"瘦猪肉"并加入不宜吃饮食集IF1；考虑到现在蔬菜和水果的种植技术，以上蔬菜和水果中并不存在明显的特定季节月份的情况，所以蔬菜和水果均认为可获得；由于用户并没有指定饮食偏好且各个食材或食材标签在C_1中的置信度均为0.75，所以假定排序后的宜吃饮食集即为上文中SF1和SF2的结果。

按照步骤五描述的规则进行饮食推荐，蔬菜类为茄子、洋葱、黑木耳、玉米、芹菜，水果类为苹果、香蕉，禽肉类为牛肉，水产品类为鱼肉（食材标签），所以从食材集TF中选择一个食材，假设为鲫鱼，奶制品为脱脂牛奶，食用油类为橄榄油。宜吃饮食集SF1和SF2缺少谷薯类、豆制品类和蛋类，所以从食材集TF中选择2种谷薯类，假设为大米和小米，选择1种豆制品类，假设为鲜豆腐，选择1种蛋类，假设为鸡蛋（以上从食材集TF中选择的食材均不在用户的不宜吃饮食集IF1和IF2中，且与已有的推荐饮食均无相克关系[①]）。在和患者沟通后，确认以上饮食推荐作为最终的饮食方案。

最终患者谢某某健康管理方案的推荐结果如下。

（1）运动方案：太极拳、慢跑（5.6km/h）。高血压患者最佳运动时间在下午或晚上（饭后1～2h）进行。应避免竞技性的体育运动，运动过程中出现胸闷、胸痛、心跳加速等异常情况，要立刻休息，症状严重者应马上就医。

（2）饮食方案。宜吃饮食：谷薯类——大米，小米；水果类——苹果，香蕉；蔬菜类——茄子，洋葱，黑木耳，玉米，芹菜；禽肉类——牛肉；水产品类——鲫鱼；蛋类——鸡蛋；豆制品类——鲜豆腐；奶制品类——脱脂牛奶；食用油类——橄榄油。

不宜吃饮食：瘦猪肉、肥猪肉、羊肉、动物内脏、猪肝、猪脑、蛤蜊、螃蟹、巧克力、冰激凌、咖啡、浓茶、甜点。

每日食盐摄入量应限制在4g或更低。同时应特别注意方便面、火腿、酱油、鸡精、腌制食品等含盐量较高的隐性含盐食品。

（3）生活起居方案：禁止抽烟，禁止喝白酒。血压高的人，睡眠时可把腿部稍微垫高7～10cm，稍高于心脏的水平线即可，促进血液回流，有助于迅速入睡和睡得香甜。

注意：酒属于食品，但本书把它和烟都归在生活起居方案类别中。

（4）辅助用药方案为：阿司匹林、氯吡格雷、双氢克尿噻、卡托普利、硝苯地平缓释片、辛伐他汀、美托洛尔（药品详细作用描述略）。如果需要用药请及时就医并严格遵循医嘱服用，本推荐仅作为知识参考。

注意：表5-1仅列出了部分药品，以上辅助用药方案为知识库系统推荐。

[①] https://www.xiangha.com/xiangke/。

5.4　本　章　小　结

　　本章在健康管理方案知识库系统的基础上，详细介绍了个性化健康管理方案智能生成的全过程。具体而言，方案智能生成通过以下步骤完成。①构建推理网络：在 5.2.1 节详细阐述了如何基于知识库系统中的健康管理方案条目来构建基于模糊 Petri 网的推理网络，给出了推理网络构建算法。②设置初始状态向量：在 5.2.2 节描述了根据个体健康特征信息（包括个体基本信息、不良生活方式、家族史、个体疾病史和个体检测信息、个体所处自然环境特征和社会环境特征信息）设置知识推理网络所需的初始状态向量。引入反向搜索机制，降低了由于用户遗漏健康特征信息而导致无法得到有效健康管理方案的可能性，同时给出了反向搜索算法。③知识推理：在 5.2.3 节详细描述了通过矩阵运算进行知识推理得到个性化健康管理方案的过程。同时为了避免产生矛盾的健康管理方案，对冲突规则也进行了特殊处理。该节定义了用于知识推理的特定矩阵运算符，也给出了方案推理算法和规划冲突消除算法。④饮食方案筛选与排序：在 5.2.4 节根据方案推理得到的个性化饮食方案，结合个体收入水平、饮食偏好、食物相克规则、食材可获得性等信息，对饮食方案中的宜吃饮食集做了进一步筛选与排序。⑤健康管理方案输出：经过前述步骤的处理，得到了所有的定性运动方案、定性饮食方案、生活起居方案和辅助用药方案。在 5.2.5 节主要描述了个性化健康管理方案的输出规则，重点阐述了运动和饮食方案的输出处理规则。本章最后，基于一个心血管病患者案例数据对个性化健康管理方案的智能生成进行了详细说明。

第6章 个性化运动和饮食方案定量化

6.1 方案量化概述

第 5 章详细阐述了如何基于知识库平台以及用户个体健康特征信息、个体环境特征信息与个体饮食偏好信息通过步骤一至步骤五五个步骤智能生成心血管病领域的个性化运动方案、饮食方案、生活起居方案和辅助用药方案，但由此生成的运动方案和饮食方案通常都是定性方案，即生成的方案虽然给出了适宜的运动方法和宜吃饮食集、不宜吃饮食集，但并未明确给出各类运动方法应当持续的运动时间以及各类饮食每日的合理摄入数量。基于 2.3 节的文献综述可知，由于生活起居方案难以量化，药品的使用又极具敏感性且涉及临床，考虑到日常运动及饮食干预对普通大众的健康管理更具有普遍性，本书的健康管理方案定量化主要从运动方案和饮食方案定量化两个方面展开。由于个体健康状态和所处环境的差异性，不同个体的最佳运动量和最佳饮食摄入量一定是有差异的，甚至同一个体每天最佳运动量和饮食摄入量也会随当日环境和活动变化产生波动。本书的个性化运动和饮食方案定量化的核心是确定用户不同运动方法对应的运动时间以及目标饮食摄入量，一方面保证用户摄入的食物满足用户的营养和能量消耗需求，另一方面在确保运动安全的同时还要确保一定的运动效果，从而达到持续促进用户健康的目标。

本章的目标是构建运动与饮食方案的定量化模型，即基于个体的不同的健康状况和外部环境，确定每日最佳能量摄入与最佳运动能量消耗的定量化关系，为此需要解决如下核心问题。

（1）运动方案量化模型，在基本运动方案已经确定的基础上，如何确定运动量化的具体目标？为了保证模型的合理性和完备性，模型中除了应包括已经推荐的运动方案外，还应包含哪些典型的日常个体活动？

（2）饮食方案量化模型，个体日常能量摄入主要靠饮食获取，在基本饮食方案已经确定的基础上，如何确定饮食量化的具体目标？个体每日最佳能量摄入与每日最佳运动能量消耗是否有相互依存变化的关系？

（3）更新迭代机制，在确定运动方案量化和饮食方案量化的目标后，如果个体每日能够严格按照量化方案执行，那么在达到量化目标的过程中个体的健康状态会发生持续变化，这会导致量化模型计算的初始条件发生改变，所以必须执行一个运动和饮食方案量化的更新迭代过程。

6.2　运动方案量化模型

本书针对运动方案量化提出了两种方案，一种基于成人每日能量总消耗，另一种基于已有运动医学知识的运动处方模糊 Petri 网推理。目前针对运动的知识仍不全面，因此在运动方案量化过程中提出多种可行方案，有利于未来进一步优化运动方案量化的准确性与科学性。

6.2.1　基于能量消耗的运动方案量化

根据前文综述，每日成人能量总消耗（total energy expenditure of adults，TEEA）分为三个部分，分别为 BMR、AME、SDA，即通常情况下 TEEA=BMR+AME+SDA（暂未包括孕妇和儿童特殊生长阶段）。《中国成人身体活动指南》对每日身体活动总量做出了推荐，为了维持身体的健康，建议成人每日至少应有 4 个千步当量的中等强度有氧运动[88]，中等强度有氧运动保持 30min 比较适宜；对于体重超重人群（$24\ kg/m^2 \leqslant BMI < 28\ kg/m^2$），每日需要进行 45～60min 的中等强度有氧运动才能达到预防肥胖的效果，而对于体重肥胖的人群（$BMI \geqslant 28\ kg/m^2$），为了促进体重较快地下降，每天应进行 60～90min 中等强度有氧运动[89]。表 6-1 为《中国居民膳食指南（2016）》给出的按照 BMI 划分成人肥胖程度的标准[92]。

表 6-1　中国居民（成人）BMI 标准　　　　　单位：kg/m^2

BMI 分类	中国参考标准	疾病发病的危险性
消瘦	(0, 18.5)	
正常体重	[18.5, 24)	平均水平
超重	[24, 28)	增加
肥胖	[28, ∞)	严重增加

指南也同时指出保持适宜的体重（正常体重）是极其重要的，肥胖是众多慢性病（尤其是心血管病）重要的危险因素，会导致冠心病、高血压和高血脂等20多种疾病的发病率增高。

因此，本书中的运动量化目标可以确定为应达到或保持正常体重标准，即 $18.5\ \mathrm{kg/m^2} \leqslant \mathrm{BMI} < 24\ \mathrm{kg/m^2}$。如果个体当前 $\mathrm{BMI} \geqslant 24\ \mathrm{kg/m^2}$，则每日的能量消耗应该大于每日的能量摄入（饮食摄入能量），如果个体当前 BMI 在标准值范围内，则每日的能量消耗应该基本等于每日的能量摄入，如果个体当前 $\mathrm{BMI} < 18.5\ \mathrm{kg/m^2}$，则每日的能量消耗应该少于每日的能量摄入。因此，个体主要通过调节能量摄入与能量消耗之间的平衡关系来达到减重的目标。由于 TEEA=BMR+AME+SDA，根据 2.3.2 节文献综述，SDA 可以按照 10%BMR 来进行有效估算，BMR（kJ/d）根据中国居民的体质，可以按照下调 5% 的 Schofield 公式进行估算，具体公式见表 6-2。

表 6-2　中国居民（成人）BMR 估算公式　　　　　　　　单位：kJ/d

年龄分段	男性估算公式	女性估算公式
18～30 岁	$(63 \times \mathrm{BMI} + 2896) \times 95\%$	$(62 \times \mathrm{BMI} + 2036) \times 95\%$
30～60 岁	$(48 \times \mathrm{BMI} + 3653) \times 95\%$	$(34 \times \mathrm{BMI} + 3538) \times 95\%$

本书基于患者的实际情况，将 AME 分为体育运动、工作活动、通勤和睡眠四类（休闲娱乐和家务劳动均归入体育运动类，每种类别均可包含各种活动），用户每日活动的能量消耗可通过该活动的运动强度 Met 值与运动时间和个体体重的乘积来进行有效估算。

如上文所述，本书运动量化目标为达到或保持正常体重标准，所以按照如下步骤来进行运动量化。

（1）计算个体的每日能量总消耗 TEEA，由于 TEEA= BMR+AME+SDA = $1.1 \times$ BMR+AME。其中 BMR 可根据表 6-2 中的公式计算得到，AME 可以根据用户在不同类型活动上的时间分配与用户当前体重计算得到。为了便于导出量化模型，本书假定只有体育运动时间是未知变量，而其他三种活动类型的时间则是已知量（可由个体提前估算告知），所以：

$$\text{TEEA= BMR+AME+SDA} = 1.1 \times \text{BMR+AME} \tag{6-1}$$

$$\mathrm{AME} = \mathrm{Weight_{cur}} \times [t_s \times \mathrm{Met_s} + t_w \times \mathrm{Met_w} + t_t \times \mathrm{Met_t} + t_0 \times 1 + \sum_{i=1}^{2}(\mathrm{Met}_{si} \times t_{si})] \times 4.184 \tag{6-2}$$

$$\text{s.t.} \quad t_s + t_w + t_t + t_0 + \sum_{i=1}^{2} t_{si} = 24$$

式中，$Weight_{cur}$ 表示个体当前体重（已知量）；t_s 表示每日睡眠时间（已知量）；t_w 表示每日工作时间（已知量）；t_t 表示每日交通时间（已知量）；t_0 表示除工作、睡眠、通勤、运动外的其他时间（假定该时间范围内用户都处于"静坐"状态，其运动强度为 1Met）；t_{si} 表示每日运动时间（$i=1,2$），体重单位以 kg 计，时间单位都以 h 计。

（2）为了能达到或保持正常体重标准，个体需要调节能量摄入与能量消耗之间的平衡关系来实现增重或减重。显而易见，当个体超重时，如果个体持续摄入较多能量，只有通过持续消耗更多的能量（如通过花更多时间进行运动），才能使体重逐步下降。所以为了建立可求解的量化模型，应该建立一个合理的能量摄入基准，显然将利用正常体重或正常 BMI 值（目标体重或目标 BMI 值）计算得到的 TEEA′（各活动时间仍然采用当前体重下的活动时间）作为能量摄入基准是一个可行的方法[131]。

$$TEEA' = BMR' + AME' + SDA' = 1.1 \times BMR' + AME' \tag{6-3}$$

$$AME' = Weight_{tar} \times (t_s \times Met_s + t_w \times Met_w + t_t \times Met_t + t_0 \times 1 + \sum_{i=1}^{2}(Met_{si} \times t_{si})) \times 4.184 \tag{6-4}$$

式中，$Weight_{tar}$ 表示个体目标体重（已知量）；BMR' 仍然按照目标体重依据表 6-2 中的公式计算。

（3）个体每日最佳能量净消耗，按照前文所述，为了维持健康，成人应每日保持有 30min 中等强度有氧运动。BMI 为正常标准的个体既不需要增重也不需要减重（$Weight_{tar} = Weight_{cur}$），其每日能量消耗应等于每日能量摄入，即能量净消耗为 0，只要保持每日有 30min 中等强度有氧运动即可。BMI 为偏瘦的个体需要增重（$Weight_{tar} > Weight_{cur}$），为了维持健康，每日也应有 30min 中等强度有氧运动，但只要保持能量摄入等于按目标体重计算的能量消耗 TEEA′（大于实际的能量消耗 TEEA），当前体重就会逐步上升至目标体重。BMI 为超重或肥胖的人群（$Weight_{tar} < Weight_{cur}$）每日需要进行约 45～90min 的中等强度有氧运动，但超重并不代表要尽快确保体重下降或者说一定要确保每日 90min 的运动时间。在确保健康的前提下，不同个体每日最佳能量净消耗是不同的，表 6-3 是学者们依据大量的生理学、营养学和运动学的统计数据，建立了标准身高（$L_0 = 165cm$）个体在单位时间（30 d）内的每日减重推荐值和对应的能量净消耗值[132]。由于人体每 kg 脂肪大约能释放 7700kcal 热量，所以每日推荐能量净消耗 $E_0 = W_0 / 30 \times 7700 \times 4.184$ kJ。对于其他身高的个体 L_p，单位时间减重推荐值 $W_p = (L_p / L_0) \times W_0$，每日能量净消耗 $E_p = (L_p / L_0) \times E_0$。从表格数据可以看出，不同的超重等级实际上每日减重推荐值不一样，BMI 值越高，每日的减重推荐值越高。

表 6-3　标准身高个体减重推荐值

BMI 分段/ (kg/m²)	单位时间减重推荐值 W_0/kg	每日减重推荐值 ($W_0/30$)/kg	每日能量净消耗 E_0/kJ
≤24			
(24, 26.5]	2.0	0.067	2159
(26.5, 29]	2.5	0.083	2674
(29, 31.5]	3.0	0.100	3222
(31.5, 34]	3.5	0.117	3769
(34, 36.5]	4.0	0.133	4285
(36.5, 39]	4.5	0.150	4833
>39	5.0	0.167	5380

（4）综上所述，当个体 BMI 处于正常或偏瘦标准时，每日运动时间累计应满足不少于 30min 且达到至少 4 个千步当量的运动量。基于 5.2.5 节的运动方案输出规则可知，当个体 BMI 为正常或偏瘦标准时（BMI < 24 kg/m²），本书仅推荐一种运动方案，因此，量化得到的运动时间满足约束条件的最小值即可。当个体属于超重人群时（24 kg/m² ≤ BMI < 28 kg/m²），每日运动时间范围为 45～60 min，当个体属于肥胖的人群时（BMI ≥ 28 kg/m²），每日运动时间范围为 60～90 min。具体运动时间则依据个体每日实际能量净损耗（TEEA－TEEA′）最接近个体每日最佳能量净消耗的值来确定，即应满足优化目标：min gap =| TEEA－TEEA′－E_p |。对于超重和肥胖人群，达到至少 4 个千步当量的运动量也同样作为基本约束条件。对于超重或肥胖人群，本书会推荐 2 种运动方案，为了避免在模型求解时出现一些边界值情况（如某种方案的运动时间为 0）需要对每一种方案的运动时间进行取值约束，因此，本书规定每种方案运动时间不少于 15min（0.25 h）。将式（6-1）、式（6-3）代入上述优化目标函数中，由此得到运动方案量化模型如下：

如果 BMI ≥ 28 kg/m², min gap = $\left|1.1 \times (\text{BMR}-\text{BMR}') + (\text{AME}-\text{AME}') - E_p\right|$

$$\text{s.t.} \begin{cases} \sum_{i=1}^{2}(\text{Met}_i \times t_i / 0.525) \geqslant 4 \\ 1.0 \leqslant \sum_{i=1}^{2} t_i \leqslant 1.5 \text{且} t_i \geqslant 0.25, \quad i=1,2 \end{cases} \tag{6-5}$$

如果 28 kg/m² > BMI ≥ 24 kg/m², min gap = $\left|1.1 \times (\text{BMR}-\text{BMR}') + (\text{AME}-\text{AME}') - E_p\right|$

$$\text{s.t.}\begin{cases} \sum_{i=1}^{2}(\text{Met}_i \times t_i / 0.525) \geqslant 4 \\ 0.75 \leqslant \sum_{i=1}^{2} t_i \leqslant 1.0 \text{且} t_i \geqslant 0.25, \quad i=1,2 \end{cases} \quad (6\text{-}6)$$

如果 $\text{BMI} < 24\,\text{kg}\,/\,\text{m}^2$，$\min \text{gap} = t_1$

$$\text{s.t.}\begin{cases} t_1 \geqslant 0.5 \\ \text{Met}_1 \times t_1 / 0.525 \geqslant 4 \end{cases} \quad (6\text{-}7)$$

式（6-5）、式（6-6）中 BMR 表示每日实际的基础代谢；AME 表示每日实际的活动代谢；BMR′ 表示每日目标的基础代谢；AME′ 表示每日目标的活动代谢；E_p 表示个体每日最佳能量净消耗；能量单位均为 kJ/d。

实际模型求解时，E_p 可根据个体身高计算获得，BMR 和 BMR′ 均可通过当前 BMI 和目标 BMI 计算获得，将式（6-2）和式（6-4）代入 AME 和 AME′ 可得式（6-5）和式（6-6）的目标函数为

$$\min \text{gap} = \left| \begin{array}{l} 1.1 \times (\text{BMR} - \text{BMR}') + (\text{Weight}_\text{cur} - \text{Weight}_\text{tar}) \times [t_\text{s} \times \text{Met}_\text{s} \\ + t_\text{w} \times \text{Met}_\text{w} + t_\text{t} \times \text{Met}_\text{t} + t_0 + \sum_{i=1}^{2}(\text{Met}_{si} \times t_{si})] \times 4.184 - E_\text{p} \end{array} \right| \quad (6\text{-}8)$$

所以式（6-5）和式（6-6）模型的决策变量是运动时间 t_i（$i=1,2$），其他变量都是已知量，可通过专业的运筹学软件求解。

通过上述步骤，本书构建出了基于第 5 章智能生成的定性运动方案的量化模型，求解此模型即可得到每种运动方案的精确运动时间。

由于个体差异的存在（运动偏好等），用户也可以对上述运动量化模型的最优解进行干预调整，如可以通过降低模型总运动时间的上限或提升单个运动时间的下限，实现对模型最优解的调整。因此，如果用户认为量化结果符合要求，则运动方案定量化的推荐结束；如果用户认为量化结果需要调整，则可以相应降低总运动时间的上限和提升单个运动时间的下限，但修改后的总运动时间上限必须大于下限。然后，再对修正模型进行求解，该过程可以多次重复，直到求解得出的定量化运动时间能被用户接受为止。

6.2.2 基于运动处方与 FITT 原则的运动方案量化

在医学领域同样有许多围绕运动对于健康的效果与作用开展的研究，其中对于运动处方的研究是较为成熟的。运动处方的概念最早由美国生理学家卡波维奇于 20 世纪 50 年代初提出，1960 年日本学者猪饲道夫首次使用了运动处方的术语，

1969 年世界卫生组织则正式采用运动处方术语，运动处方由此在国际上得到确认，相关研究也不断开展。虽然各学者专家对于运动处方的具体定义所表达的内容的理解不尽相同，但其内在含义基本一致，即以处方的形式制定个体运动时所应采取的类型、频率、强度、时间可以有效帮助患者更快康复，或者使锻炼者的身体机能获得更好的提升效果。

FITT（frequency-intensity-type-time）原则顾名思义也是起源于运动处方的概念，即明确个体在运动时应该采取的频率（frequency）、强度（intensity）、类型（type）、时间（time），从而引导个体进行科学合理的运动。但 FITT 原则的使用范围已经不再局限于疾病治疗和预防，在日常健身运动中，也已经有较多运动爱好者会根据自身情况设定运动的类型、频率、时间、强度，从而不断改善自己的运动效果。遵循 FITT 原则对于运动管理而言具有重要意义，对于指导个体科学合理运动能够起到良好作用。一方面，围绕频率、强度、类型、时间对于个体运动影响的相关研究已经发展了较长时间，拥有比较良好的医学和运动学知识基础，知识体系成熟，科学性强；另一方面，FITT 原则能够切实有效地引导个体实施和开展运动，提升运动方案的可操作性，特别是时间、频率、强度这三项通常是以量化的内容展现，相比于普通的定性知识，这对于个体运动的指导和约束作用更为突出。对于 FITT 原则中各组成要素的关系，同样有研究进行分析。总体而言，遵循 FITT 原则对于指导个体进行科学运动具有重要现实意义，而 FITT 原则之中运动类型（type）居于主导地位。

运动类型知识命题主要指内容中包含具体运动项目的知识，如"慢跑""骑自行车""游泳"等。在进行运动类型知识模糊 Petri 网的构造与推理时，首先以基于模糊产生式规则的运动类型知识构造运动类型知识模糊 Petri 网，然后结合空巢老人个体的输入信息矩阵进行基于模糊 Petri 网的知识推理，最终得到针对不同运动类型的命题推荐值。

在本书中，用于构造运动类型知识模糊 Petri 网的知识条目主要来源于权威的医学、运动学期刊等，原因是此类知识来源具有较好的科学性保障。本书从相关文献中，分别提取以下用于构造模糊 Petri 网实例的运动类型知识。

知识条目 1：适合老年人的运动方式包括健身走、慢跑、骑自行车、登山、爬楼梯和游泳[133]。

知识条目 2：高血压疾病患者应进行有氧运动，如步行、慢跑、骑自行车或游泳[134]。

知识条目 3：以提高心肺功能为目的的体育锻炼者，应选择健身走、骑自行车、登山、爬楼梯、游泳等全身肌肉参与的体育健身活动[133]。

从上述 3 条知识中，可以提取个体信息命题和运动类型命题 $d_1, d_2, \cdots, d_{10}$。d_1 表示"老年人"，属于身体指标中的年龄命题；d_2 表示"患高血压"，属于相关疾病中的患病命题；d_3 表示"提高心肺功能"，属于运动目的命题；d_4 表示"健身走"、d_5 表示"慢跑"、d_6 表示"骑自行车"、d_7 表示"登山"、d_8 表示"爬楼梯"、d_9 表示"游泳"、d_{10} 表示"步行"，d_4 至 d_{10} 均属于运动类型命题。将各命题——映射至运动类型库所，并根据知识结构，构造基于运动类型模糊知识的模糊 Petri 网实例（图 6-1）。

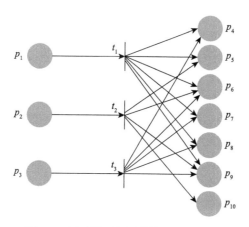

图 6-1　运动类型知识模糊 Petri 网实例

在图中，库所 $p_1, p_2, \cdots, p_{10}$ 分别是命题 $d_1, d_2, \cdots, d_{10}$ 经——映射得到的，t_1、t_2、t_3 则分别表示由三条运动类型模糊知识对应产生的变迁。

在基于运动类型模糊知识的模糊 Petri 网构造完成后，可以根据空巢老人个体的个性化信息开始运动类型智能推理如下。

1）推理开始，确定输入矩阵结构

根据上述运动类型知识模糊 Petri 网，依据其网络结构可以确定 10×3 维的输入矩阵 $\Delta = \{x_{ij}\}, x_{ij} \in [0,1]$。其中 Δ 的行对应各库所 $p_1, p_2, \cdots, p_{10}$，列则对应各变迁 t_1、t_2、t_3，各元素则表示该库所对于变迁的贡献程度。就贡献程度而言，对于触发同一变迁的多个库所，本实例中认为各输入库所的贡献程度一致，并且所有库所的贡献程度之和为 1，即

$$\sum_{i=1}^{10} x_{ij} = 1, j = 1, 2, 3$$

$$\forall i, k \in (1, 2, \cdots, 10), j \in (1, 2, 3), x_{ij} = x_{kj}$$

由此可以确定输入矩阵结构如下：

$$\Delta = \begin{bmatrix} 1 & 0 & 0 \\ 0 & 1 & 0 \\ 0 & 0 & 1 \\ \vdots & \vdots & \vdots \\ 0 & 0 & 0 \end{bmatrix}$$

2）确定知识的置信度及输出矩阵结构

本书认为，完备、科学的知识库是基于模糊 Petri 网的知识推理能正确运行的核心前提，知识库的构建包括知识录入、审核、确定程度的设定。一般来说，运动指南的知识确定程度高于运动经验，而运动处方的知识确定程度又高于运动指南。从完备性角度而言，知识库补充的知识条目越多，构造的网络越大，其完备性也越高。本书所涉及的运动知识在录入过程中，均由专家小组完成了审核以及置信度的设定。知识置信度的取值规定在 0 到 1 之间，且数值越大表示该知识的可信程度越高。本实例以演示角度为主，仅展示基于三条知识条目的推理过程，经专家小组审核后，这三条知识的置信度分别确定为：0.60,0.90,0.70。在此基础上，根据输入矩阵 Δ 以及知识置信度可以明确 10×3 维输出矩阵 Γ 结构如下：

$$\Gamma = \begin{bmatrix} 0 & 0 & 0 & 0.6 & 0.6 & 0.6 & 0.6 & 0.6 & 0.6 & 0 \\ 0 & 0 & 0 & 0 & 0.9 & 0.9 & 0 & 0 & 0.9 & 0.9 \\ 0 & 0 & 0 & 0.7 & 0 & 0.7 & 0.7 & 0.7 & 0.7 & 0 \end{bmatrix}^{\mathrm{T}}$$

3）确定初始库所状态

初始库所的状态根据空巢老人个体的个性化信息确定。库所值在 0 到 1 之间，1 表示该个体完全具备此库所对应的命题特征，0 表示该个体完全不具备库所对应的命题特征，0 到 1 之间的任意值则表示该个体具备此库所对应的命题的符合程度。在本实例中，选取空巢老人个体的特征为"为了锻炼心肺功能的患有高血压的 60 岁老年人"，将此作为实例进行智能推理。根据空巢老人的个性化信息，可以确定其初始库所状态如下：

$$M_0 = (1,1,1,0,0,0,0,0,0,0)^{\mathrm{T}}$$

4）由初始库所状态及输入矩阵计算变迁点火值

在确定了初始库所状态以及输入矩阵的结构之后，将二者相乘可以得到各变迁的点火值如下：

$$S = \Delta^{\mathrm{T}} M_0 = (1,1,1)^{\mathrm{T}}$$

5）确定变迁触发情况

将变迁的点火值与变迁触发的阈值进行比较。如果点火值大于等于阈值，表示该变迁触发，该变迁对应的知识适用于该个体的情况，点火值保留。如果点火值小于阈值，表示该变迁未被触发，该变迁对应的知识并不适用于该个体，点火值清零。本实例中，假设各变迁触发的阈值均为 0.2，由此可以通过对比确定变迁触发状态如下：

$$H = (1,1,1)^{\mathrm{T}}$$

6）计算变迁触发之后各库所情况

在确定了变迁触发状态之后，将其与输出矩阵相乘，可以得到运动类型库所相应的置信度如下：

$$M_1 = \Gamma H = (0,0,0,1.3,1.5,2.2,1.3,1.3,2.2,0.9)^{\mathrm{T}}$$

7）根据库所情况确定命题

运动类型库所对应的命题即为各运动类型命题，库所的值则表示相应运动类型的推荐程度，数值越大推荐程度越高。在本实例中，针对该空巢老人个体个性化信息进行推理得出推荐程度最高的运动类型库所为 p_6 和 p_9，p_6 和 p_9 对应的运动类型命题分别是 d_6 "骑自行车"和 d_9 "游泳"；推荐程度次之的运动类型库所为 p_5，对应的运动类型命题是 d_5 "慢跑"；推荐程度再次之的运动类型库所为 p_4、p_7、p_8，对应的运动类型命题分别是 d_4 "健身走"、d_7 "登山"、d_8 "爬楼梯"；最后推荐程度最低的运动类型库所是 p_{10}，对应的运动类型命题为 d_{10} "步行"。因此，经运动类型知识模糊 Petri 网智能推理之后，最适合"为了锻炼心肺功能的患有高血压的 60 岁老年人"的个性化运动类型为"游泳"和"骑自行车"，并且两者的推荐程度一致。

8）重置模糊 Petri 网变迁触发情况，推理结束

对于该空巢老人个体的个性化运动类型知识模糊 Petri 网知识推理过程结束，模糊 Petri 网的结构不会因为推理过程改变。为了进行下一次推理，需要将库所的初始状态重置

$$M_0 = (0,0,0,0,0,0,0,0,0,0,0,0)^{\mathrm{T}}$$

至此，基于运动类型模糊知识的模糊 Petri 网知识表示与知识推理结束。知识表示过程的核心在于从运动类型模糊知识中抽象出各命题，并将命题关系以变迁的形式构造成为运动类型知识模糊 Petri 网。知识推理过程的关键则主要在于初始矩阵和用户个性化数据的设置以及变迁触发的推理过程。

按照前文所述，在生成面向空巢老人个性化运动管理方案的过程中，首先明确适合该空巢老人个体的不同运动类型的推荐值，再从推荐值较高的运动类型中，分别推理确定适合该空巢老人个体的运动时间、运动频率和运动强度。不失一般性，后文所述的推理实例将围绕推荐值最高的运动类型之一"游泳"展开，其他运动类型如"骑自行车""慢跑"等的运动时间、运动频率和运动强度的智能推理方法与针对"游泳"项目的模糊 Petri 网推理方法一致。

基于类似方法，可以基于运动类型知识模糊 Petri 网进行知识推理得到包含运

动类型、运动频率、运动时间、运动强度的量化运动方案。个体在开展运动时，除了出于健康目的，通常还存在社交目的和娱乐目的，即通过参加运动增强社会交互，放松心情，改善精神状态。老年人群体常见的运动项目如广场舞、太极拳等均是具有社交性和娱乐性的运动。运动的社交属性，主要依赖于运动的规则和特点，尤其是其规则是否要求多人参与。从运动的娱乐属性来看，过度单一的运动方案会使得运动的娱乐性降低，主要原因是对运动的新鲜感不断弱化以及运动的目标不断达成，导致个体失去持续进行运动的乐趣。尤其是目前生活水平不断提升，获取信息的渠道日益宽广，普通群众能够了解到或者接触到的运动项目越来越多，在这种背景下，个体自然会具有更加丰富多样的运动类型需求，即会希望尝试多种不同的运动项目。在进行面向空巢老人的个性化运动管理方案推荐时，方案的执行者始终是空巢老人个体本人，并不存在第三方对运动者进行实时监测或监督，因此保持运动方案的多样性和内容丰富性成了提升空巢老人个体运动意愿的重要一环。

由于运动项目本身的规则与特点不同，同时运动主体对于不同运动项目的主观偏好不一样，因此很难从同一维度评估不同运动方案的社交属性和娱乐属性。为了能够提升运动方案整体的社交属性和娱乐属性，提高空巢老人个体的运动意愿，本书将基于不同运动类型对运动方案进行有效组合。在进行运动方案的组合时，主要考虑基于不同运动类型运动方案对于个体的推荐程度以及个体主观愿意选择的运动类型数量。

基于各运动类型的推荐程度进行个性化运动管理方案组合的主要步骤如下：①根据个体意愿确定其每周采取的运动项目种类数；②基于不同运动类型的推荐程度由高到低选取运动方案，所选方案数量匹配个体的意愿；③根据各运动方案的推荐程度比例，分别调整各运动方案的运动频率。

在前文中，基于模糊知识的运动类型、运动时间、运动频率、运动强度，运用模糊 Petri 网进行知识表示和知识推理后，可以得到围绕"游泳"项目开展的运动方案。以同样的方法继续构造围绕其他运动项目的运动时间、运动频率、运动强度模糊 Petri 网并进行知识推理，可以得到更多基于不同运动项目的运动方案。仍然以上述实例中的空巢老人个体为例，假设经过信息采集得知，其希望每周采取至少三种不同的运动项目，以满足其运动的社交性和娱乐性。根据前文的个性化运动类型知识模糊 Petri 网知识推理结果可知，推荐程度最高的三种运动类型分别是"游泳""骑自行车""慢跑"，并且推荐程度分别是 2.2、2.2、1.5。因此，选取基于这三种运动类型的运动方案进行组合。

在确定了基于不同类型的运动方案之后，以各运动类型的推荐程度为基础，相应调整各类型在每周全部运动中的比例，并以频率的形式表示。调整的方法主要为调整每周运动频率，因为运动时间和运动强度都是针对单次运动而言，不会因为运动类型的增减而变化。调整的原则是以运动类型的推荐程度为参考，给不同类型的运动分配权重，再以权重乘以各自运动方案中原先的运动频率。通过加权的处理，既保证了以周为单位的整体运动方案的运动负荷不会过度增加或减少，又遵循了不同运动类型的推荐水平，高推荐程度的运动类型依然会在整体运动方案中占主导地位。在上述实例中，各运动类型的运动频率加权计算如下。

游泳运动的频率：

$$F_{\text{swim}} = 2 \times \frac{2.2}{2.2 + 2.2 + 1.5} \approx 0.75 \approx 1$$

骑自行车运动的频率：

$$F_{\text{cycle}} = 2 \times \frac{2.2}{2.2 + 2.2 + 1.5} \approx 0.75 \approx 1$$

慢跑运动的频率：

$$F_{\text{jog}} = 7 \times \frac{1.5}{2.2 + 2.2 + 1.5} \approx 1.78 \approx 2$$

需要注意的是，对于运动频率的模糊知识有许多是以区间形式描述的，如"游泳运动适宜的运动频率是每周两至三次"，本节在进行加权处理时均以区间的最小值为基础值。在加权计算结束之后，本节还对结果进行了四舍五入的取整处理。运动频率选取区间最小值的原因是这样操作可以避免个体在选择多项运动之后运动总负荷过高而增加不必要的运动风险，进行取整的原因则是使运动方案的结果呈现更为直观易操作。

经过上述加权调整，推荐给该空巢老人个体的个性化运动管理方案如表 6-4 所示。

表 6-4　运动方案具体内容

运动类型	运动频率	运动时间	运动强度
游泳	每周 1 次	每次至少 30min	心率 80～96 次/min
骑自行车	每周 1 次	每次至少 20min	心率 80～96 次/min
慢跑	每周 2 次	每次至少 15min	心率 96～120 次/min

至此，基于运动知识模糊 Petri 网的运动量化方案得到确认。

6.3　饮食方案量化模型

饮食方案的量化需要根据用户的运动方案量化结果制定，个体通过每日饮食摄入能量与运动消耗能量相互配合，确保运动效果，最终达到改善健康状况的目的。6.2 节详细描述了运动量化模型构建的具体步骤，为了能达到或保持正常标准体重这一运动目标，个体需要调节能量摄入与能量消耗之间的平衡关系来实现增重或减重。同时为了建立可求解的运动量化模型，本书建立了一个合理的能量摄入基准，即以利用正常体重或正常 BMI 值（目标体重或目标 BMI 值）计算得到的 TEEA′ 作为合理的能量摄入基准[131]。由此，本节饮食方案量化方法就是根据用户的当前身体状况以及第 5 章推荐的运动方案和 6.2 节对运动方案进行量化后的运动时间来制定。

本书 5.2.5 节输出的饮食方案是基于《中国居民膳食指南（2016）》中平衡膳食宝塔和平衡膳食餐盘的推荐标准。为了确保饮食结构的均衡性，每日健康的饮食方案包含五层膳食宝塔中的各类食物，具体包括：两种谷薯类食材、两种水果、五种蔬菜、一种畜禽肉、一种水产品、一种蛋类、一种豆制品、一种奶制品和一种食用油。指南同时提供了每类食物的适宜摄入量范围，可以作为我国普通大众每日各类膳食的参考摄入范围，为合理调配膳食提供了指导。此外，如果饮食方案中还包含菜谱，按照 5.2.5 节的饮食方案输出规则，用户选定菜谱对应的所有主料食材与饮食方案推荐的食材合并后仍然满足以上标准。

在通过健康管理书籍收集知识库菜谱集的过程中，本书发现很多菜谱给出的主料用量都很模糊（如半盘牛肉、半根胡萝卜、半棵白菜等），一些菜谱给出了准确用量但并未说明适宜的用餐人数，考虑到本书个性化健康饮食的要求，菜谱中食材的用量也应根据个体情况，做到"因人而异"。因此，本书对定性饮食方案进行量化之前，如果饮食方案包含菜谱，则首先会把用户选定的所有菜谱分解为主料食材，然后与饮食方案推荐的其他食材合并后再进行量化分析。

综上所述，本书个性化饮食方案定量化的重点在于确定每种食材的明确摄入量。对于不同的个体，无论是 BMI 偏瘦型、超重型或是肥胖型，通过饮食摄入的总能量，应与基于目标体重或目标 BMI 值结合运动方案量化后的运动时间计算得到的 TEEA′ 的偏差最小。

根据目标体重或目标 BMI 值，结合运动方案量化后的运动时间，本书提出一个基于目标规划确定每日各类食材的推荐摄入量的饮食方案量化模型。考虑到中国居民 BMR 计算公式中年龄组设定的范围最大截至 60 岁，因此该量化模型暂时仅针对 18～60 岁的成年人，对于 60 岁以上的人群，只要对 BMR 计算方法进行相应调整也可以完全适应本模型。孕妇、哺乳期妇女由于其能量摄入的特殊性，暂不适用于本模型给定的饮食量化方法。本书按照如下步骤来进行饮食方案量化。

（1）量化模型的目标。如前文所述，饮食摄入的总能量应与基于目标体重或目标 BMI 值结合运动方案量化后的运动时间计算得到的 TEEA′ 偏差最小，即应该尽可能满足：

$$D_{EI} = O_{EI} \tag{6-9}$$

式中，D_{EI} 表示该个体每日饮食实际能量摄入值，单位为 kJ/d；O_{EI} 表示该个体每日推荐能量摄入值，也就是基于目标体重或目标 BMI 值结合运动方案量化后的运动时间计算得到的 TEEA′，单位也为 kJ/d。

按前文所述，饮食方案包括两种谷薯类食材、两种水果、五种蔬菜、一种畜禽肉、一种水产品、一种蛋类、一种豆制品和一种奶制品。此外，居民日常饮食中炒菜做饭仍然需要使用烹调油，且膳食宝塔中也规定了食用油的每日摄入量为 25～30g，由于油含有非常高的热量，为了能量摄入计算的严谨性，此部分依然不能忽略不计。因此，D_{EI} 的计算可分解如下：

$$D_{EI} = \sum_{i=1}^{2} \frac{r_i}{100} e_{r_i} + \sum_{i=1}^{2} \frac{f_i}{100} e_{f_i} + \sum_{i=1}^{5} \frac{v_i}{100} e_{v_i} + \frac{a}{100} e_a + \frac{b}{100} e_b$$
$$+ \frac{c}{100} e_c + \frac{d}{100} e_d + \frac{e}{100} e_e + \frac{oil}{100} e_{oil} \tag{6-10}$$

式中，r_i 决策变量，表示某一谷薯类食材的重量，单位为 g；f_i 决策变量，表示某一水果类食材的重量，单位为 g；v_i 决策变量，表示某一蔬菜类食材的重量，单位为 g；a 决策变量，表示某一畜禽肉（如牛肉）的重量，单位为 g；b 决策变量，表示某一水产品（如鲫鱼）的重量，单位为 g；c 决策变量，表示某一豆制品（如鲜豆腐）的重量，单位为 g；d 决策变量，表示某一蛋类食材（如鸡蛋）的重量，单位为 g；e 决策变量，表示某一奶类食材（如牛奶）的重量，单位为 g；oil 决策变量，表示食用油（主要用于炒菜）的用量，单位为 g；e_{r_i}，e_{f_i}，e_{v_i}，e_a，e_b，e_c，e_d，e_e，e_{oil} 表示每 100g 食物（生重，可食用的部分）所含的热量，单位为 kJ，该数据可通过查询食材成分表得到[135]。

（2）每日推荐能量摄入量 O_{EI}，根据前文所述：

$$O_{EI} = TEEA' = 1.1 \times BMR' + AME' \tag{6-11}$$

其中 BMR′ 和 AME′ 的具体计算方法 6.2 节已经详细阐述，此处不再赘述，需要注意的事项如下。

第一，计算 BMR′ 和 AME′ 时采用的体重或 BMI 都应该是目标体重或目标 BMI 值，并非个体当前的体重或 BMI。

第二，AME′ 中的工作、交通、睡眠、休闲，具体活动方式和相应的时间都被认为是已知量，可以通过和用户直接交互得到。运动强度则可以通过查询身体活动强度编码表得到相应的值[101]。

第三，计算 AME′ 时，要确保个体的每日活动时间总和不超过 24 h。当活动时间之和小于 24 h，以静坐（代谢当量为 1 Met）表示用户未指定时间部分的活动。此外，个性化的健康管理方案也可以附加合理的睡眠模式推荐，即可以提醒用户改正有损健康的睡眠模式或习惯。合理的睡眠时间可参考美国睡眠基金会（The National Sleep Foundation，NSF）的睡眠量表[136]。

（3）量化模型的约束条件。由前文可知，本模型的决策变量为各类饮食的食用量（$r_i, f_i, v_i, a, b, c, d, e$，oil）。《中国居民膳食指南（2016）》中的平衡膳食宝塔给出了食物的每日推荐摄入量范围（摄入量一般指食物的生重，即可食用的部分），如谷薯类食物为 250～400g/d，具体可参见附录一。这些推荐的摄入量范围是中国营养学会制定的专用于指导我国广大居民实践平衡膳食、获得合理营养的饮食标准，所以本书将此推荐的摄入量范围作为模型决策变量的约束条件。另外，饮食方案中，谷薯类、蔬菜类和水果类这三类饮食中包含多种推荐食材（谷薯类两种，蔬菜类五种，水果类两种），为了避免在模型求解时出现一些边界值情况（如蔬菜类食物中一种或两种蔬菜的摄入量为 0，虽然五种蔬菜的总摄入量达到了膳食指南中的推荐量，但这种边界类型的解集显然不是合理的结果），需要对这五大类下的每一种食物的推荐摄入量进行取值约束。本书用每类食物在指南中的最低推荐量除以该类食物的种类数作为单一食物的取值下限。比如，对于每一种蔬菜类食物，$v_i \geqslant 300/5$（$i = 1,2,3,4,5$）。膳食宝塔推荐每日应吃相当于液态奶 300g 的奶类（酸奶为 360g，奶粉为 45g），由于其是一个固定值，考虑实际情况同时为了便于模型求解，本书假定按照标准上下浮动 10%作为取值范围。

膳食指南同时也指出：中国人平衡膳食模式的重要特征是以谷薯类为主。平衡膳食宝塔在实际应用时可以根据个体的身高、体重、劳动强度适当调整谷薯类摄入量范围。活动强度大，则个体需要的能量就高，此时可多吃些谷薯类主食；年老、活动量少，则需要的能量少，此时可少吃些谷薯类主食。所以，根据个体能量消耗情况，为了达到合适的能量摄入水平，谷薯类主食的摄入量范围不一定严格介于 250～400g。

综上所述，本书的饮食方案量化可以通过一个目标规划模型进行描述，具体目标可归纳为以下形式。①优先级一：尽量满足 $D_{EI} = O_{EI}$；②优先级二：谷薯类主食的摄入量尽量在 250～400g。

除了谷薯类主食，其他类别膳食的摄入量则严格介于膳食宝塔中对应类别的推荐摄入量范围。基于此，得到饮食方案量化模型如下所示。

$$\min \text{gap} = P_1(d_1^- + d_1^+) + P_2(d_2^+ + d_3^-)$$

$$
\text{s.t.}\begin{cases}
D_{EI} + d_1^- - d_1^+ = O_{EI} \\
\displaystyle\sum_{i=1}^{2} r_i + d_2^- - d_2^+ = 400, \text{谷薯类} \\
\displaystyle\sum_{i=1}^{2} r_i + d_3^- - d_3^+ = 250, \text{谷薯类} \\
r_i \geqslant 250/2, & i = 1,2 \\
200 \leqslant \displaystyle\sum_{i=1}^{2} f_i \leqslant 350, & \text{水果类} \\
f_i \geqslant 200/2, & i = 1,2 \\
300 \leqslant \displaystyle\sum_{i=1}^{5} v_i \leqslant 500, & \text{蔬菜类} \\
v_i \geqslant 300/5, & i = 1,2,3,4,5 \\
40 \leqslant a \leqslant 75, & \text{畜禽肉类} \\
40 \leqslant b \leqslant 75, & \text{水产品类} \\
25 \leqslant c \leqslant 35, & \text{豆制品类} \\
40 \leqslant d \leqslant 50, & \text{蛋类} \\
270 \leqslant e \leqslant 330, & \text{液态奶制品(酸奶,} 324 \leqslant e \leqslant 396; \text{奶粉,} 40.5 \leqslant e \leqslant 49.5) \\
25 \leqslant \text{oil} \leqslant 30, & \text{食用油} \\
d_i^- \geqslant 0, & i = 1,2,3 \\
d_i^+ \geqslant 0, & i = 1,2,3
\end{cases}
\tag{6-12}
$$

D_{EI}、O_{EI} 参见式（6-10）和式（6-11）；P_1、P_2 表示目标规划的优先因子；d_1^-、d_1^+、d_2^-、d_2^+、d_3^-、d_3^+ 表示目标规划的正负偏差量。约束条件中，前三个条件为目标约束，其他条件为绝对约束。

由于个体差异的存在（饮食偏好、经济水平、地理位置、健康状况等），用户也可以对上述饮食量化模型的最优解进行干预调整。例如，可以通过调整式（6-12）中每种饮食的上限或下限范围，从而对模型的最优解进行调整。因此，如果用户认为量化结果符合要求，则饮食方案定量化的推荐结束；如果用户认为某一类饮食的量化结果需要调整，则可以相应调整该饮食的下限（或上限）或同类别其他饮食的下限或上限，然后，再对修正模型进行求解，该过程可以多次重复，直到求解得出的定量化饮食方案能被用户接受为止。

6.4 方 案 迭 代

在个体严格执行推荐的运动方案和饮食方案的过程中，其体重和 BMI 会产生连续变化，即如果初始 BMI 超重，按照推荐的方案执行，由于每日饮食摄入的能量小于每日能量总消耗，所以体重会逐渐变轻。根据 6.2 和 6.3 节的运动和饮食方案的量化模型可知，随着体重和 BMI 的不断变化，运动和饮食方案量化模型的最优解也会产生变化。考虑到每日体重和 BMI 的变化太小，所以没有必要每日都对量化模型重新计算最优解。本书设定为每一周（每七天）用户应重新测量体重和 BMI，并依据新的参数，按照各自的量化模型重新计算最优解（更新的运动时间和各类别饮食摄入量），当新测量的 BMI<24 kg/m² 后，运动量化模型也会切换至式 （6-7），此时可让用户从原来的 2 种运动方案中确定 1 种运动方案继续执行，直至 BMI 满足目标值。如果初始 BMI 没有超重，则用户只需要按照既定的运动和饮食方案执行，同时仍然推荐用户每一周（每七天）应重新测量体重和 BMI，便于对方案的执行效果进行监控。

6.5 应 用 实 例

本节继续以患者一为例详细说明基于本章模型的个性化运动和饮食方案定量化过程，对于其他患者将直接给出定量化的计算结果。

患者一：

谢某某，男，51 岁，身高 176cm，体重 82kg，最大摄氧量为 41.8 ml/（kg·min），吸烟 15 年，8 支左右/日。诊断为：①原发性高血压（2 级），②冠心病。该患者职业、通勤及居家信息：职业为厨师，平均每日有效工作时间为 5 h 左右。该患者每日上下班的通勤时间是 3 h 左右 [单程为地铁 1 h 左右，4 km/h（按正常人步行速度预估），步行 0.5 h 左右]。每日睡眠时间为 7 h 左右。日常除了上下班几乎没有任何运动。

6.5.1 运动方案定量化实例

根据该中年男性的个体健康数据信息，其当前体重为 82kg，BMI 为 26.47 kg/m²，目前该男子属于超重状态，所以其运动目标应该是减重。假设该男性患者减重的 BMI 目标是 22.0 kg/m^2，则其减重后的体重为 68.1kg（22.0 kg/m^2 × 1.76m × 1.76m）。因此，该男性需要减重 13.9kg（82kg-68.1kg）。由于 24 kg/m^2 ≤ BMI ＜ 28 kg/m^2，所以需要求解 6.2 节中的式（6-6）对应的量化模型。

按照 6.2 节所述，在保证健康的前提下，根据表 6-3 的数据该男性在单位时间（30 d）内的减重推荐值 W_p= 2.0 ×（176/165）=2.13 kg，每天的减重对应的能量净消耗 E_p = 2159 ×（176 / 165）= 2302.9 kJ。该用户的总共减肥时间预计为 T_p = 13.9 / 2.13 ≈ 6.5 个月。根据第 5 章的推荐结果，该用户运动方案为"太极拳、慢跑（5.6km/h），且一般宜在下午和晚上进行"。

"太极拳"的平均代谢当量是 3.1Met[137]（以 24 式简化太极拳为例），"慢跑（5.6km/h）"的代谢当量是 5.8Met，其他活动代谢当量通过查阅身体活动强度编码表[100]可知，"睡眠"的代谢当量是 0.9Met，"上下班通勤-步行"的代谢当量是 3.0Met，"上下班通勤-坐地铁"的代谢当量是 1.0Met（与静坐代谢当量相同），"厨师工作"的代谢当量约为 2.5Met。

根据表 6-2 公式，该男性的 BMR 估计为：（48 × 26.47+3653）× 95% ≈ 4677.38（kJ/d）；目标 BMR′ 估计为：（48 × 22.00+3653）× 95%=4473.55（kJ/d）。根据 6.2 节式（6-1）和式（6-3），该男性的 AME 为 82 × [7 × 0.9+5 × 2.5+2 × 1.0+1 × 3.0+(24-7-5-2-1-t_1-t_2) × 1+t_1 × 3.1+t_2 × 5.8] × 4.184，即 11 253.29+720.49t_1+1646.82t_2，该男性的 AME′ 为 9345.72+598.35t_1+1367.67t_2，将以上计算结果代入式（6-6），得到待求解的模型：

$$\min gap = \left| 122.13 \times t_1 + 279.16 \times t_2 - 170.09 \right|$$

$$s.t. \begin{cases} (3.1 \times t_1 + 5.8 \times t_2) / 0.525 \geqslant 4 \\ 0.75 \leqslant \sum_{i=1}^{2} t_i \leqslant 1.0 且 t_i \geqslant 0.25, \quad i = 1,2 \end{cases} \quad (6\text{-}13)$$

通过统计学软件（R Studio）对模型进行求解，可得一组解　t_1 = 0.69 h，t_2 = 0.31 h，基于此，该患者运动方案量化后的结果可为：太极拳，运动时间约为 41min；慢跑（5.6km/h），运动时间为 19min。高血压患者最佳运动时间在下午或晚上（饭后 1～2 h）进行。应避免竞技性的体育运动，运动过程中出现胸闷、胸痛、心跳加速等异常情况，要立刻休息，症状严重者应马上就医。

其他患者案例计算过程也完全类似。如果体重超重则减重的 BMI 目标均为 22.0 kg/m^2，然后根据患者当前 BMI 取值范围选择对应的 6.2 节中的式（6-5）或式（6-6）模型求解。如果体重正常，只需根据 6.2 节中的式（6-7）求解即可。

患者四为正常体重，计算如下。

患者四：

患者当前体重为 62kg，身高 171cm，BMI 为 21.20 kg/m^2，目前属于正常体重状态，所以只要维持当前体重即可。"太极拳"的平均代谢当量是3.1Met（以24式简化太极拳为例），代入式（6-7），得到待求解的模型如下：

$$\min z = t_1$$
$$\text{s.t.} \begin{cases} t_1 \geqslant 0.5 \\ 3.1 \times t_1 / 0.525 \geqslant 4 \end{cases} \tag{6-14}$$

按照式（6-14），可直接得到量化后的结果为：太极拳（$t_1 = 0.68$h）。假设该用户对这一量化结果已满意，则该患者运动方案量化后的结果可为：太极拳，运动时间约为41min。高血压患者最佳运动时间在下午或晚上（饭后1~2h）进行。应避免竞技性的体育运动，运动过程中出现胸闷、胸痛、心跳加速等异常情况，要立刻休息，症状严重者应马上就医。

十个患者每日所涉及典型活动的代谢当量见表6-5。

表6-5　十个患者所涉及典型活动的代谢当量

患者	典型活动的代谢当量/Met		
1	太极拳：3.1	慢跑(5.6km/h)：5.8	睡眠：0.9
	上下班通勤-步行：3.0	上下班通勤-坐地铁：1.0	厨师工作：2.5
2	有氧健身操：5.5 （见附表2，有氧舞蹈，取中值）	慢跑(5.6km/h)：5.8	睡眠：0.9
	上下班通勤-自行驾车：2.5	秘书（文案）：1.6	
3	太极拳：3.1	散步(假设速度为4km/h)：3.0	睡眠：0.9
	步行买菜-去菜场：3.0 （假设速度为4km/h）	步行买菜-回家：4.0 （假设速度为4km/h，负重3kg）	
4	太极拳：3.1	公园散步：3.0 （假设速度为4km/h）	睡眠：0.9
5	散步（5.6km/h）：3.5	小区散步：3.0 （假设速度为4km/h）	睡眠：0.9
6	慢跑（4km/h）：4.8Met	广场舞：5.5 （见附表2，有氧舞蹈，取中值）	睡眠：0.9
7	太极拳：3.1	小区散步：3.0 （假设速度为4km/h）	睡眠：0.9
8	有氧健身操：5.5 （见附表2，有氧舞蹈，取中值）	操场散步：3.0 （假设速度为4km/h）	睡眠：0.9
9	太极拳：3.1	散步（5.6km/h）：3.5	睡眠：0.9
	步行买菜-去菜场：3.0 （假设速度为4km/h）	步行买菜-回家：4.0 （假设速度为4km/h，负重3kg）	
10	太极拳：3.1	往返万达广场散步：3.0 （假设速度为4km/h）	睡眠：0.9

6.5.2　饮食方案定量化实例

本节继续以患者一为例,其当前体重为82kg,身高176cm,BMI为26.47 kg/m²,目前该男子属于超重状态。

由 6.2 节叙述可知,个体饮食摄入的总能量应与用正常体重或正常 BMI 值(目标体重)输入运动方案量化后得到的 TEEA′ 偏差达到最小。由于 TEEA′ = BMR′ + AME′ + SDA′ = $1.1 \times$ BMR′ + AME′,根据 6.5.1 节内容可得, BMR′ = 4473.55 (kJ/d), AME′ = 9345.72 + 598.35t_1 + 1367.67t_2,代入 $t_1 = 0.69$ h, $t_2 = 0.31$ h,可得 AME′ = 10 182.56(kJ/d),所以 TEEA′ = $1.1 \times$ 4473.55 + 10 182.56 = 15 103.47(kJ/d)。

本书 5.3 节中已经生成了该男性患者的宜吃饮食。宜吃饮食:谷薯类——大米,小米;水果类——苹果,香蕉;蔬菜类——茄子,洋葱,黑木耳,玉米,芹菜;禽肉类——牛肉;水产品类——鲫鱼;蛋类——鸡蛋;豆制品类——鲜豆腐;奶制品——脱脂牛奶;食用油——橄榄油。

为了计算个体每日饮食能量摄入,表 6-6 是通过查询食物成分表获取的饮食方案中食物的热量标准值[135]。数据均为每 100 g 食材中可食用部分的热量值。

表 6-6　饮食方案所涉及食物的热量标准值

食材	热量/(kJ/100g)	食材	热量/(kJ/100g)
大米	1448	洋葱	163
小米	1498	黑木耳(干)	858
燕麦	1548	芹菜(美芹)	71
猕猴桃	255	苦瓜	92
苹果	188	鲜豆腐	339
香蕉	381	鲫鱼	452
山楂	397	脱脂牛奶	134
番茄	75	玉米	468
茄子	88	鸡蛋	602
黄瓜	67	食用油(橄榄油)	3757
大白菜	84	瘦猪肉	598
牛肉	523		

将前文 TEEA′ 的计算结果和表 6-6 中的食物热量值代入式(6-12)对应的模型,得到待求解的目标规划模型的如下所示:

$$\min \text{gap} = P_1(d_1^- + d_1^+) + P_2(d_2^+ + d_3^-)$$

$$\text{s.t.}\begin{cases} D_{EI} + d_1^- - d_1^+ = 15\,103 \\ r_1 + r_2 + d_2^- - d_2^+ = 400 \\ r_1 + r_2 + d_3^- - d_3^+ = 250 \\ r_i \geqslant 125, \quad i = 1,2 \\ 200 \leqslant f_1 + f_2 \leqslant 350 \\ f_i \geqslant 100, i = 1,2 \\ 300 \leqslant v_1 + v_2 + v_3 + v_4 + v_5 \leqslant 500 \\ v_i \geqslant 60, \quad i = 1,2,3,4,5 \\ 40 \leqslant a \leqslant 75 \\ 40 \leqslant b \leqslant 75 \\ 25 \leqslant c \leqslant 35 \\ 40 \leqslant d \leqslant 50 \\ 270 \leqslant e \leqslant 330 \\ 25 \leqslant oil \leqslant 30 \\ d_i^-, d_i^+ \geqslant 0 \end{cases} \quad (6\text{-}15)$$

$$D_{EI} = \frac{r_1}{100} \times 1448 + \frac{r_2}{100} \times 1498 + \frac{f_1}{100} \times 188 + \frac{f_2}{100} \times 381 + \frac{v_1}{100} \times 88$$

$$+ \frac{v_2}{100} \times 163 + \frac{v_3}{100} \times 858 + \frac{v_4}{100} \times 468 + \frac{v_5}{100} \times 71 + \frac{a}{100} \times 523$$

$$+ \frac{b}{100} \times 452 + \frac{c}{100} \times 339 + \frac{d}{100} \times 602 + \frac{e}{100} \times 134 + \frac{oil}{100} \times 3757$$

式中，r_1 决策变量，表示大米的重量，单位为 g；r_2 决策变量，表示小米的重量，单位为 g；f_1 决策变量，表示苹果的重量，单位为 g；f_2 决策变量，表示香蕉的重量，单位为 g；v_1 决策变量，表示茄子的重量，单位为 g；v_2 决策变量，表示洋葱的重量，单位为 g；v_3 决策变量，表示黑木耳的重量，单位为 g；v_4 决策变量，表示玉米的重量，单位为 g；v_5 决策变量，表示芹菜的重量，单位为 g；a 决策变量，表示牛肉的重量，单位为 g；b 决策变量，表示鲫鱼的重量，单位为 g；c 决策变量，表示鲜豆腐的重量，单位为 g；d 决策变量，表示鸡蛋的重量，单位为 g；e 决策变量，表示脱脂牛奶的重量，单位为 g；oil 决策变量，表示橄榄油的用量，单位为 g。

注意：为了方便起见，TEEA′ 已经取整，决策变量也设置为整型变量求解。用统计学软件（R Studio）对上述模型进行求解，得到量化的饮食方案。宜吃饮食：谷物类——大米 125g，小米 511g；水果类——苹果 100g，香蕉 250g；蔬菜类——茄子 95g，洋葱 95g，黑木耳 120g，玉米 95g，芹菜 95g；禽肉类——牛肉 75g；

水产品——鲫鱼 75g；蛋类——鸡蛋 50g；豆制品类——鲜豆腐 35g；奶制品类——脱脂牛奶 330g；食用油——橄榄油 30g。

不宜吃饮食：瘦猪肉、肥猪肉、羊肉、动物内脏、猪肝、猪脑、蛤蜊、螃蟹、巧克力、冰激凌、咖啡、浓茶、甜点。

每日食盐摄入量应限制在 4g 或更低。同时应特别注意方便面、火腿、酱油、鸡精、腌制食品等含盐量较高的隐性含盐食品。

6.6　方　案　评　价

为了验证本书十个实际患者的个性化健康管理方案智能生成的合理性以及运动、饮食方案定量化结果的合理性，本书把对十名患者的健康管理方案和方案定量化结果整理成了评价表的形式，交由课题组合作医院的心血管内科的医生、健康管理中心的公共营养师和康复理疗师进行评价。医生、公共营养师和康复理疗师各三名，分别对患者的辅助用药方案（医生）、生活起居方案（康复理疗师）、饮食方案以及定量化结果（公共营养师）、运动方案以及定量化结果（康复理疗师）。评价表包括运动方案评价、饮食方案评价、生活起居方案评价和辅助用药方案评价。饮食方案评价包括相关性评价、能量摄入合理性评价、膳食平衡合理性评价和总体评价。运动方案、生活起居方案和辅助用药方案评价包括相关性评价、合理性评价、总体评价。相关性评价表示该部分方案与个体健康管理目标的相关性等级。以患者一为例，表示该部分方案与该患者的高血压和冠心病的改善作用的相关性等级。合理性评价表示该部分方案在改善个体健康，实现健康管理目标的合理性等级。仍以患者一为例，表示在改善患者高血压和冠心病时，该方案运用的合理性等级。显然，方案相关性很好，但可能未必运用合理（如辅助药品可能推荐正确，但并未合理推荐如何正确使用药品），方案相关性差则合理性也一定较差，所以方案的合理性是建立在相关性基础上的。总体来说，有如下评价原则。

（1）合理性评价等级不能高于相关性评价等级。

（2）对于运动方案、生活起居方案和辅助用药方案，总体评价等级不能高于相关性评价和合理性评价等级的最大者，且如果相关性和合理性评价存在"中"或"差"等级，则总体评价不能为"优"等级。

（3）对于饮食方案，总体评价等级不能高于相关性评价、能量摄入合理性评价、膳食平衡合理性评价等级的最大者，且如果相关性、能量摄入合理性评价、膳食平衡合理性评价存在"中"或"差"等级，则总体评价不能为"优"等级。

以上评价原则已经作为"评价注意事项"附在个性化健康管理方案评价表

的末尾。

　　90 份评价表均正常回收，对评价卷进行核对，未发现有违反评价原则的数据，表 6-7～表 6-10 显示了所有的评价结果。

表 6-7　运动方案评价结果

患者		运动方案		
		康复理疗师#1	康复理疗师#2	康复理疗师#3
1	相关性	良	优	良
	合理性	良	良	良
	总体	良	良	良
2	相关性	优	优	优
	合理性	良	优	良
	总体	良	优	良
3	相关性	优	优	优
	合理性	良	良	优
	总体	良	良	优
4	相关性	优	良	良
	合理性	良	良	良
	总体	良	良	良
5	相关性	优	优	优
	合理性	优	优	良
	总体	优	优	良
6	相关性	优	良	良
	合理性	良	良	良
	总体	良	良	良
7	相关性	良	优	优
	合理性	良	良	良
	总体	良	良	良
8	相关性	优	优	优
	合理性	优	优	良
	总体	优	优	良
9	相关性	良	良	良
	合理性	中	良	良
	总体	中	良	良
10	相关性	优	优	优
	合理性	良	优	优
	总体	良	优	优

表 6-8　饮食方案评价结果

患者		饮食方案		
		公共营养师#1	公共营养师#2	公共营养师#3
1	相关性	优	良	良
	膳食平衡合理性	优	良	良
	能量摄入合理性	良	良	良
	总体	良	良	良
2	相关性	良	优	优
	膳食平衡合理性	良	优	优
	能量摄入合理性	良	良	良
	总体	良	良	良
3	相关性	优	优	良
	膳食平衡合理性	优	优	良
	能量摄入合理性	良	优	良
	总体	良	优	良
4	相关性	优	优	优
	膳食平衡合理性	良	良	优
	能量摄入合理性	良	良	优
	总体	良	良	优
5	相关性	优	优	优
	膳食平衡合理性	优	优	良
	能量摄入合理性	优	优	良
	总体	优	优	良
6	相关性	良	优	优
	膳食平衡合理性	良	良	良
	能量摄入合理性	良	良	良
	总体	良	良	良
7	相关性	优	优	优
	膳食平衡合理性	优	良	优
	能量摄入合理性	优	良	优
	总体	优	良	优
8	相关性	优	优	优
	膳食平衡合理性	优	优	良
	能量摄入合理性	优	优	良
	总体	优	优	良
9	相关性	良	良	良
	膳食平衡合理性	良	良	中
	能量摄入合理性	中	良	中
	总体	中	良	中
10	相关性	优	优	良
	膳食平衡合理性	良	良	良
	能量摄入合理性	良	良	良
	总体	良	良	良

表 6-9　生活起居方案评价结果

患者		生活起居方案		
		康复理疗师#1	康复理疗师#2	康复理疗师#3
1	相关性	优	优	优
	合理性	优	良	优
	总体	优	良	优
2	相关性	优	良	优
	合理性	良	良	良
	总体	良	良	良
3	相关性	优	优	优
	合理性	良	良	良
	总体	良	良	良
4	相关性	优	优	良
	合理性	优	良	良
	总体	优	良	良
5	相关性	优	优	优
	合理性	优	良	优
	总体	优	良	优
6	相关性	优	良	优
	合理性	良	良	良
	总体	良	良	良
7	相关性	优	优	优
	合理性	良	优	良
	总体	良	优	良
8	相关性	优	优	优
	合理性	优	优	优
	总体	优	优	优
9	相关性	良	良	良
	合理性	良	中	良
	总体	良	中	良
10	相关性	优	优	优
	合理性	优	优	良
	总体	优	优	良

表 6-10　辅助用药方案评价结果

患者		辅助用药方案		
		医生#1	医生#2	医生#3
1	相关性	良	中	中
	合理性	差	差	中
	总体	差	差	中
2	相关性	中	中	中
	合理性	差	差	中
	总体	差	差	差
3	相关性	良	中	中
	合理性	差	中	差
	总体	中	差	差
4	相关性	中	中	良
	合理性	差	差	差
	总体	差	差	差
5	相关性	中	差	中
	合理性	差	差	中
	总体	差	差	差
6	相关性	良	良	中
	合理性	差	差	中
	总体	差	差	中
7	相关性	中	中	良
	合理性	中	差	差
	总体	中	差	差
8	相关性	差	中	中
	合理性	差	差	中
	总体	差	差	差
9	相关性	良	中	良
	合理性	中	中	中
	总体	中	中	中
10	相关性	良	中	良
	合理性	差	差	中
	总体	差	差	中

对于每个患者案例的每个维度的评价结果，本书按照如下原则确定其最终评价结果。

（1）众数原则：对于案例 C 某一维度 P 的评价，如果有 2 个或 2 个以上相

同的评价结果 V_m，则案例 C 维度 P 的评价结果即为 V_m。

（2）最差原则：对于案例 C 某一维度 P 的评价，如果有三个人的评价结果都不相同，假设最差评价结果为 V_w，则案例 C 维度 P 的评价结果即为 V_w。

按照众数原则和最差原则，本书对每个患者的运动方案、饮食方案、生活起居方案和辅助用药方案的评价结果进行了归纳，表 6-11 至表 6-14 为归纳后的评价结果。

表 6-11　运动方案综合评价结果

患者	相关性	合理性	总体
1	良	良	良
2	优	良	良
3	优	良	良
4	良	良	良
5	优	优	优
6	良	良	良
7	优	良	良
8	优	优	优
9	良	良	良
10	优	优	优
合计	优（6） 良（4）	优（3） 良（7）	优（3） 良（7）

表 6-12　饮食方案综合评价结果

患者	相关性	膳食平衡合理性	能量摄入合理性	总体
1	良	良	良	良
2	优	优	良	良
3	优	优	良	良
4	优	良	良	良
5	优	优	优	优
6	优	良	良	良
7	优	优	优	优
8	优	优	优	优
9	良	良	中	中
10	优	良	良	良
合计	优（8） 良（2）	优（5） 良（5）	优（3） 良（6） 中（1）	优（3） 良（6） 中（1）

表 6-13　生活起居方案综合评价结果

患者	相关性	合理性	总体
1	优	优	优
2	优	良	良
3	优	良	良
4	优	良	良
5	优	优	优
6	优	良	良
7	优	良	良
8	优	优	优
9	良	良	良
10	优	优	优
合计	优（9）良（1）	优（4）良（6）	优（4）良（6）

表 6-14　辅助用药方案综合评价结果

患者	相关性	合理性	总体
1	中	差	差
2	中	差	差
3	中	差	差
4	中	差	差
5	中	差	差
6	良	差	差
7	中	差	差
8	中	差	差
9	良	中	中
10	良	差	差
合计	良（3）中（7）	中（1）差（9）	中（1）差（9）

表 6-11 运动方案综合评价结果中，相关性评价有六个优、四个良，合理性评价有三个优、七个良，总体评价有三个优、七个良。根据评价结果可以看出运动方案的相关性表现非常优秀，合理性和总体评价结果也表现良好。

表 6-12 饮食方案综合评价结果中，相关评价有八个优、两个良，膳食平衡合理性评价有五个优、五个良，能量摄入合理性评价有三个优、六个良和一个中，总体评价有三个优、六个良和一个中。根据评价结果可以看出饮食方案的相关性

和膳食平衡合理性表现非常优秀，能量摄入合理性和总体评价结果也表现良好。

表6-13生活起居方案综合评价结果中，相关性评价有九个优、一个良，合理性评价有四个优、六个良，总体评价有四个优、六个良。根据评价结果可以看出生活起居方案的相关性表现非常优秀，合理性和总体评价结果也表现良好。

表6-14辅助用药方案综合评价结果中，相关性评价有三个良、七个中，合理性评价有一个中、九个差，总体评价有一个中、九个差。根据评价结果可以看出辅助用药方案的相关性表现以中和良为主，基本能切中正确的用药品类，但合理性和总体评价结果表现很差。基于这个结果，课题组咨询了其中一位参与评价的医生，得到的反馈是：虽然我们提供的辅助用药方案能够切中部分正确的用药品类，也给出了每种药品的具体作用，但这些内容类似于药品说明书，光有这些是不够的，应包含这些药品的服用步骤、方法和具体用量，而这些恰恰才是最重要的。实际上有些心血管病患者的病情是相当复杂的，医生在用药时会根据临床指南和自己多年的诊疗经验给出药方，同时还要定期跟踪患者用药后的身体相关指标的变化，并随之调整用药策略。

运动方案、饮食方案、生活起居方案能得到较好的评价结果也得益于知识库系统中高质量的健康管理知识。本书在5.2.5节辅助用药方案的输出规则中曾经阐述过，本书的研究定位于心血管病领域的健康管理，重点强调通过个性化健康管理方案对个体进行疾病预防、调理和健康干预，所以本书构建的知识库系统的知识源绝大多数是心血管病领域疾病的预防、干预和保健类的健康管理书籍，有关药物治疗知识的书籍很少，也没有包含任何临床指南知识，从而导致了辅助用药方案出现上述的评价结果。此外，如何用药物进行心血管病领域的疾病治疗也并不是本书研究的重点，辅助用药方案仅作为药品选用的参考。

根据上述评价分析结果，可以证实本书提出的个性化健康管理方案智能生成算法以及运动和饮食方案定量化模型是科学和有效的，能有效基于本书设计的健康管理方案知识库系统生成满足个体健康管理需求的运动量化方案、饮食量化方案和生活起居方案，在现阶段，辅助用药方案则仅能作为药品选用的参考，必须严格遵循医嘱才能服用相关药品。

6.7 菜谱智能推荐

6.7.1 推荐概述

个体每日正常饮食应包括早餐、午餐和晚餐，通常早、午、晚三餐的热量比例建议为 3：4：3，早餐最好安排在 6:30～8:30，午餐在 11:30～13:30，晚餐在 18:00～20:00 为宜。早上起床 2 小时内最好用餐，否则会由于长时间未进食，血黏度增高而引发心脏病[138]。

前文通过个性化饮食方案定量化，可以得到 14 种食材和 1 种食用油的明确推荐摄入量。中华饮食文化博大精深，每种食材既可单独成为一道菜（如炒茄子、炒芹菜、凉拌黄瓜等），也可由几种食材组合成一道菜（如黄瓜炒肉片、木耳炒黄瓜等）。因此，个体完全可以基于饮食方案推荐的食材摄入量数据和三餐的热量分配比，灵活安排每日的饮食，只要满足以下一个目标和两个约束即可。

目标一：早、午、晚三餐的热量比尽量满足 3：4：3。

约束一：确保三餐菜谱对应的所有主料食材均来自推荐的饮食方案，且必须能覆盖所有的 11 种食材（菜谱的主料食材一般不会是水果和奶制品，且水果和奶制品完全可以单独食用，所以简便起见，本书将把水果和奶制品以单独食用的方式推荐给用户）。

约束二：每日三餐各食材总摄入量应等于饮食方案中对应食材的推荐摄入量。

本书基于知识库的菜谱集进行菜谱推荐，能够在确保个体健康饮食的基本前提下，提供更加丰富和科学的饮食搭配方案，满足个体对饮食较高层次的要求，从而提升个体的生活品质。

6.7.2　推荐模型

菜谱推荐首先应满足前文所述的两个约束和一个目标。约束一代表每日三餐菜谱分解后所有主料食材集与饮食方案推荐的所有食材集相同。约束二代表每日三餐菜谱分解后每种食材的累计摄入量与饮食方案对应食材的推荐摄入量相同。目标一代表早餐能量摄入、午餐能量摄入和晚餐能量摄入尽可能分别占每日总能量摄入的 30%、40% 和 30%，其中每日的总能量摄入等于饮食方案量化后的所有食材的总能量，即 14 种食材和 1 种食用油的总能量。为了便于构建推荐模型以及确保菜谱推荐的合理性，本书同时引入以下约束。

约束三：每日非主食菜谱（菜谱的"是否主食"属性为 0 代表该菜谱为非主食，为 1 代表该菜谱为主食，具体可参见 3.2.4 节中菜谱类的定义）在三餐中不允许重复，即同一个非主食菜谱在早、午、晚三餐中最多只允许出现一次。例如，非主食菜谱 R 在早餐推荐的菜谱集中出现了，则其就不能再出现在午餐或晚餐推荐的菜谱集中了。

约束四：每日主食菜谱在三餐中允许重复，即同一个主食菜谱在早、午、晚三餐中允许出现一次以上。例如，主食菜谱 R 在早餐推荐的菜谱集中出现了，其仍然允许出现在午餐或晚餐推荐的菜谱集中。

约束五：每日各餐有且只能有一个主食菜谱，即早、午、晚各餐只能有一个主食菜谱。

约束六：午餐和晚餐各至少包含两个非主食菜谱。

约束七：对于食用油（饮食方案推荐了一种），至少应在午餐和晚餐中出现（炒菜需使用食用油）。

约束八：对于奶制品（饮食方案推荐了一种），早、午、晚三餐均可食用。

本书基于以上一个目标和八个约束，按照如下步骤构造菜谱智能推荐模型。

（1）令 UTF 为饮食方案推荐的 11 种食材构成的集合（不含 2 种水果和 1 种奶制品）；令 UTFQ 为饮食方案推荐的 11 种食材的摄入量（单位：g）构成的向量；令 UTFE 为饮食方案推荐的 11 种食材各自每 100 g 对应的能量值（单位：kJ）构成的向量；令 D_{EI} 为饮食方案推荐的 11 种食材、1 种奶制品和 1 种食用油的总能量（单位为 kJ，不含 2 种水果的总能量）。

$$UTF = \{UI_1, UI_2, UI_3, \cdots, UI_{11}\}$$
$$UTFQ = [q_1, q_2, q_3, \cdots, q_{11}]^T$$
$$UTFE = [E_1, E_2, E_3, \cdots, E_{11}]^T$$
$$D_{EI} = UTFE^T \times UTFQ / 100$$

式中，UI_j 表示集合 UTF 的元素，代表饮食方案推荐的某种食材；q_j 表示集合 UTF 中对应食材的饮食方案推荐摄入量；E_j 表示集合 UTF 中对应食材每 100 g 对应的能量值；$j = 1, 2, 3, \cdots, 11$。

（2）确定菜谱备选集 UTM。从知识库菜谱集中取出每一个菜谱，只要该菜谱分解后的每一个主料食材都隶属于饮食方案推荐的 11 种食材，则该菜谱即为一个备选菜谱。由于菜谱的"是否主食"属性为已知量，因此定义函数 is_staple 返回菜谱 p_i 的该属性值（0 或 1）。每一个备选菜谱要么是主食菜谱，要么是非主食菜谱，所以 UTM 集可分为主食菜谱备选集 UTM_1 和非主食菜谱备选集 UTM_0，具体定义如下：

$$UTM = \{p_i \mid p_i \in TM, \forall I_j \in Ingredient(p_i), 均有 I_j \in UTF\}$$
$$UTM_1 = \{p_i \mid p_i \in UTM, is\_staple(p_j) = 1\}$$
$$UTM_0 = \{p_i \mid p_i \in UTM, is\_staple(p_j) = 0\}$$

式中，TM 表示知识库菜谱集，$Ingredient(p_i)$ 返回菜谱 p_i 的主料食材集，具体参见 5.2.4 节中的定义；I_j 表示菜谱 p_i 分解后的任意主料食材。

（3）确定菜谱备选集 UTM 中每一个菜谱 p_i 分解后的主料食材构成向量 $UTMF_i$：

$$\text{UTMF}_i = [e_1^i, e_2^i, e_3^i, \cdots, e_{11}^i]^{\mathrm{T}}$$

$$e_j^i = \begin{cases} 1, & \text{UI}_j \in \text{Ingredient}(p_i) \ (p_i \in \text{UTM}, j = 1, 2, 3, \cdots, 11) \\ 0, & \text{其他} \end{cases}$$

式中，UI_j 表示集合 UTF 的元素。

通过上式可知，UTMF_i 是 11×1 的向量，如果 UTF 中的食材 UI_j 是菜谱 p_i 的某一主料食材，则向量 UTMF_i 对应位置的元素即为 1，否则为 0。

（4）菜谱 p_i 可能仅适合当作早餐、午餐或晚餐（菜谱类具有三餐类别属性，参见 3.2.4 节中菜谱类的定义），也可能既适合当午餐也适合当晚餐等。由于菜谱 p_i 的三餐类别属性是已知量，因此定义函数 is_breakfast、is_lunch、is_supper 返回菜谱 p_i 是否适合当作早餐、午餐或晚餐。例如，菜谱 p_i 仅适合当午餐和晚餐，则 is_breakfast(p_i)=0，is_lunch(p_i)=1，is_supper(p_i)=1。

（5）决策变量定义。本书定义决策变量如下。

x_{i1}, x_{i2}, x_{i3}：表示菜谱备选集 UTM 中菜谱 p_i 是否出现在早、午、晚餐的推荐方案中，$x_{ij} \in \{0,1\}$（$j = \{1, 2, 3\}$，分别表示早餐、午餐、晚餐）。例如，$x_{i1}=1, x_{i2}=0, x_{i3}=0$ 表示仅早餐推荐 p_i 菜谱。此外，决策变量 x_{m1}, x_{m2}, x_{m3} 和 x_{o1}, x_{o2}, x_{o3} 分别表示奶制品和食用油是否出现在早、午、晚餐的推荐方案中。

$\alpha^i = [\alpha_1^i, \alpha_2^i, \alpha_3^i, \cdots, \alpha_{11}^i]^{\mathrm{T}}$：表示菜谱备选集 UTM 中菜谱 p_i 作为早餐时对应各个食材的用量，$\alpha_j^i \geq 0$（$j = 1, 2, 3, \cdots, 11$）。显然，当向量 UTMF_i 的元素 $e_j^i = 0$ 时（代表该菜谱的主料不包含食材 UI_j），必有 $\alpha_j^i = 0$。此外，决策变量 α^m、α^o 分别表示奶制品和食用油作为早餐时的用量。

$\beta^i = [\beta_1^i, \beta_2^i, \beta_3^i, \cdots, \beta_{11}^i]^{\mathrm{T}}$：表示菜谱备选集 UTM 中菜谱 p_i 作为午餐时对应各个食材的用量，$\beta_j^i \geq 0$（$j = 1, 2, 3, \cdots, 11$）。显然，当向量 UTMF_i 的元素 $e_j^i = 0$ 时（代表该菜谱的主料不包含食材 UI_j），必有 $\beta_j^i = 0$。此外，决策变量 β^m、β^o 分别表示奶制品和食用油作为午餐时的用量。

$\gamma^i = [\gamma_1^i, \gamma_2^i, \gamma_3^i, \cdots, \gamma_{11}^i]^{\mathrm{T}}$：表示菜谱备选集 UTM 中菜谱 p_i 作为晚餐时对应各个食材的用量，$\gamma_j^i \geq 0$（$j = 1, 2, 3, \cdots, 11$）。显然，当向量 UTMF_i 的元素 $e_j^i = 0$ 时（代表该菜谱的主料不包含食材 UI_j），必有 $\gamma_j^i = 0$。此外，决策变量 γ^m、γ^o 分别表示奶制品和食用油作为晚餐时的用量。

（6）模型目标函数。模型目标为前文所述的目标一，即早、午、晚三餐的热量比尽量满足 3：4：3。因此，菜谱推荐模型的目标函数定义如下：

$$\text{min gap} = \left| \sum_{p_i \in \text{UTM}} x_{i1}(\alpha^i)^{\text{T}} \text{UTFE} / 100 - 0.3 \times D_{\text{EI}}^{\sim} \right|$$

$$+ \left| \sum_{p_i \in \text{UTM}} x_{i2}(\beta^i)^{\text{T}} \text{UTFE} / 100 - 0.4 \times D_{\text{EI}}^{\sim} \right| \quad (6\text{-}16)$$

$$+ \left| \sum_{p_i \in \text{UTM}} x_{i3}(\gamma^i)^{\text{T}} \text{UTFE} / 100 - 0.3 \times D_{\text{EI}}^{\sim} \right|$$

式中，$\sum\limits_{p_i \in \text{UTM}} x_{i1}(\alpha^i)^{\text{T}} \text{UTFE} / 100$ 表示所有早餐的摄入能量总和；$\sum\limits_{p_i \in \text{UTM}} x_{i2}(\beta^i)^{\text{T}} \text{UTFE}/$ 100 表示所有午餐的摄入能量总和；$\sum\limits_{p_i \in \text{UTM}} x_{i3}(\gamma^i)^{\text{T}} \text{UTFE} / 100$ 表示所有晚餐的摄入能量总和。

$$D_{\text{EI}}^{\sim} = 0.95 \times D_{\text{EI}} + E_{\text{milk}} \times q_{\text{milk}} / 100 + E_{\text{oil}} \times q_{\text{oil}} / 100$$

式中，E_{milk}、E_{oil}、q_{milk}、q_{oil} 表示奶制品和食用油每 100 g 对应的能量值和各自的饮食方案推荐摄入量；用 0.95 乘以 D_{EI} 是考虑到每个菜谱还存在辅料（姜、蒜等），因此本书把所有辅料的能量统一按照 11 种食材总能量的 5%预估。

（7）模型约束条件。根据前文所述的八个约束以及 $x_{ij} \in \{0,1\}$（$j=\{1,2,3\}$）得到模型以下约束条件。

约束 1：$\sum\limits_{p_i \in \text{UTM}} \text{UTMF}_i(x_{i1} + x_{i2} + x_{i3}) \geqslant [1,1,1,1,1,1,1,1,1,1,1]^{\text{T}}$

约束 2：$\sum\limits_{p_i \in \text{UTM}} (\alpha^i x_{i1} + \beta^i x_{i2} + \gamma^i x_{i3}) = 0.95 \times \text{UTFQ}$

约束 3：$\alpha^{\text{m}} x_{\text{m1}} + \beta^{\text{m}} x_{\text{m2}} + \gamma^{\text{m}} x_{\text{m3}} = q_{\text{milk}}$

约束 4：$\alpha^{\text{o}} x_{\text{o1}} + \beta^{\text{o}} x_{\text{o2}} + \gamma^{\text{o}} x_{\text{o3}} = q_{\text{oil}}$

约束 5：$x_{k1} + x_{k2} + x_{k3} \leqslant 1, \quad \forall p_k \in \text{UTM}_0$

约束 6：$x_{l1} + x_{l2} + x_{l3} \leqslant 3, \quad \forall p_l \in \text{UTM}_1$

约束 7：$\sum\limits_{p_i \in \text{UTM}_1} (x_{i1}) = 1$

约束 8：$\sum\limits_{p_i \in \text{UTM}_1} (x_{i2}) = 1$

约束 9：$\sum\limits_{p_i \in \text{UTM}_1} (x_{i3}) = 1$

约束 10：$\sum\limits_{p_i \in \text{UTM}_0} (x_{i2}) \geqslant 2$

约束 11：$\displaystyle\sum_{p_i \in \mathrm{UTM}_0} (x_{i3}) \geqslant 2$

约束 12：$x_{o2} + x_{o3} = 2$

约束 13：$x_{m1} + x_{m2} + x_{m3} \leqslant 3$

约束 14：$x_{i1} \in \{0,1\}, x_{i2} \in \{0,1\}, x_{i3} \in \{0,1\}, p_i \in \mathrm{UTM}$

约束 15：$x_{ok} \in \{0,1\}, x_{mk} \in \{0,1\}$　$k=1,2,3$，$x_{oj} \in \{0,1\}, x_{mj} \in \{0,1\}$　$k=1,2,3$

以上约束 2，用 0.95 乘以 UTFQ 是基于菜谱辅料预估的考虑，可参考式（6-16）的说明。除以上 15 个约束条件外，还应考虑如下情况所产生的附加约束条件。

当菜谱备选集 UTM 中菜谱 p_i 对应的向量 UTMF_i 的元素 $e^i_j = 0$（$e^i_j \in \{0,1\}$）时，必有 $\alpha^i_j = 0, \beta^i_j = 0, \gamma^i_j = 0$，由于向量 UTMF_i 是已知量，因此约束条件为

约束 16：$\alpha^i_j = 0$，$e^i_j = 0, p_i \in \mathrm{UTM}, j = 1,2,3,\cdots,11$

约束 17：$\beta^i_j = 0$，$e^i_j = 0, p_i \in \mathrm{UTM}, j = 1,2,3,\cdots,11$

约束 18：$\gamma^i_j = 0$，$e^i_j = 0, p_i \in \mathrm{UTM}, j = 1,2,3,\cdots,11$

需要注意的是：菜谱 p_i 包含的食材一般不会太多，以上三项约束条件，实际上能大大减少决策变量 α^i、β^i、γ^i 的有效数目。

由于菜谱 p_i 还有三餐类别属性（适合当早餐、午餐或晚餐等），而且该属性是已知量，会影响决策变量 x_{i1}, x_{i2}, x_{i3} 的取值。例如，p_i 仅适合当早餐，则 is_breakfast（p_i）=1，is_lunch（p_i）=0，is_supper（p_i）=0，所以，$x_{i1} \in \{0,1\}, x_{i2} = 0, x_{i3} = 0$。因此约束条件为

约束 19：$x_{i1} = 0$，is_breakfast（p_i）$= 0, p_i \in \mathrm{UTM}$

约束 20：$x_{i2} = 0$，is_lunch（p_i）$= 0, p_i \in \mathrm{UTM}$

约束 21：$x_{i3} = 0$，is_supper（p_i）$= 0, p_i \in \mathrm{UTM}$

以上三项约束条件，也能减少决策变量 x_{ij}（$p_i \in \mathrm{UTM}, j = 1,2,3$）的有效数目。

当 $x_{i1} = 0$ 时（菜谱 p_i 不为早餐），应有 $\alpha^i = 0$；当 $x_{i2} = 0$ 时（菜谱 p_i 不为午餐），应有 $\beta^i = 0$；当 $x_{i3} = 0$ 时（菜谱 p_i 不为晚餐），应有 $\gamma^i = 0$，因此约束条件可定义为

约束 22：$\alpha^i x_{i1} = \alpha^i, \beta^i x_{i2} = \beta^i, \gamma^i x_{i3} = \gamma^i$

约束 23：$\alpha^o x_{o1} = \alpha^o, \beta^o x_{o2} = \beta^o, \gamma^o x_{o3} = \gamma^o$

约束 24：$\alpha^m x_{m1} = \alpha^m, \beta^m x_{m2} = \beta^m, \gamma^m x_{m3} = \gamma^m$

为了避免产生极端值，如结果出现 $x_{i1} = 1$，但菜谱 p_i 对应的向量 α^i 中的某食材（菜谱 p_i 含有该食材）用量取值为 0，这显然不合理。因此，本书规定每一备选菜谱的任意食材（构成菜谱的食材）的用量取值应不小于 5g，基于此，同时结

合约束 22、约束 23 和约束 24，引入约束条件如下。

约束 25：$\alpha_j^i x_{i1} \geq 5x_{i1}, \beta_j^i x_{i2} \geq 5x_{i1}, \gamma_j^i x_{i3} \geq 5x_{i1}, \quad e_j^i = 1, p_i \in \text{UTM}, j = 1,2,3,\cdots,11$

约束 26：$\alpha^o x_{o1} \geq 5x_{o1}, \beta^o x_{o2} \geq 5x_{o2}, \gamma^o x_{o3} \geq 5x_{o3}$

约束 27：$\alpha^m x_{m1} \geq 5x_{m1}, \beta^m x_{m2} \geq 5x_{m2}, \gamma^m x_{m3} \geq 5x_{m3}$

综上所述，本书的菜谱推荐模型如下：

$$\min z = \left| \sum_{p_i \in \text{UTM}} x_{i1} (\alpha^i)^{\text{T}} \text{UTFE} / 100 - 0.3 \times D_{\text{EI}}^{\sim} \right|$$

$$+ \left| \sum_{p_i \in \text{UTM}} x_{i2} (\beta^i)^{\text{T}} \text{UTFE} / 100 - 0.4 \times D_{\text{EI}}^{\sim} \right|$$

$$+ \left| \sum_{p_i \in \text{UTM}} x_{i3} (\gamma^i)^{\text{T}} \text{UTFE} / 100 - 0.3 \times D_{\text{EI}}^{\sim} \right|$$

$$\text{s.t.} \begin{cases} \sum_{p_i \in \text{UTM}} \text{UTMF}_i (x_{i1} + x_{i2} + x_{i3}) \geq [1,1,1,1,1,1,1,1,1,1,1]^{\text{T}} \\ \sum_{p_i \in \text{UTM}} (\alpha^i x_{i1} + \beta^i x_{i2} + \gamma^i x_{i3}) = 0.95 \times \text{UTFQ} \\ \alpha^m x_{m1} + \beta^m x_{m2} + \gamma^m x_{m3} = q_{\text{milk}} \\ \alpha^o x_{o1} + \beta^o x_{o2} + \gamma^o x_{o3} = q_{\text{oil}} \\ x_{k1} + x_{k2} + x_{k3} \leq 1, \quad \forall p_k \in \text{UTM}_0 \\ x_{l1} + x_{l2} + x_{l3} \leq 3, \quad \forall p_l \in \text{UTM}_1 \\ \sum_{p_i \in \text{UTM}_1} (x_{i1}) = 1 \\ \sum_{p_i \in \text{UTM}_1} (x_{i2}) = 1 \\ \sum_{p_i \in \text{UTM}_1} (x_{i3}) = 1 \\ \sum_{p_i \in \text{UTM}_0} (x_{i2}) \geq 2 \\ \sum_{p_i \in \text{UTM}_0} (x_{i3}) \geq 2 \\ x_{o2} + x_{o3} = 2 \\ x_{m1} + x_{m2} + x_{m3} \leq 3 \end{cases}$$

$$\text{s.t.}\begin{cases} \alpha_j^i = 0, \beta_j^i = 0, \gamma_j^i = 0, \quad e_j^i = 0 \\ x_{i1} = 0, \quad \text{is\_breakfast}(p_i) = 0 \\ x_{i2} = 0, \quad \text{is\_lunch}(p_i) = 0 \\ x_{i3} = 0, \quad \text{is\_supper}(p_i) = 0 \\ \alpha^i x_{i1} = \alpha^i, \beta^i x_{i2} = \beta^i, \gamma^i x_{i3} = \gamma^i \\ \alpha^o x_{o1} = \alpha^o, \beta^o x_{o2} = \beta^o, \gamma^o x_{o3} = \gamma^o \\ \alpha^m x_{m1} = \alpha^m, \beta^m x_{m2} = \beta^m, \gamma^m x_{m3} = \gamma^m \\ \alpha_j^i x_{i1} \geqslant 5x_{i1}, \beta_j^i x_{i2} \geqslant 5x_{i1}, \gamma_j^i x_{i3} \geqslant 5x_{i1}, \quad e_j^i = 1 \\ \alpha^o x_{o1} \geqslant 5x_{o1}, \beta^o x_{o2} \geqslant 5x_{o2}, \gamma^o x_{o3} \geqslant 5x_{o3} \\ \alpha^m x_{m1} \geqslant 5x_{m1}, \beta^m x_{m2} \geqslant 5x_{m2}, \gamma^m x_{m3} \geqslant 5x_{m3} \\ x_{ik} \in \{0,1\}, x_{ok} \in \{0,1\}, x_{mk} \in \{0,1\}, \quad k = 1,2,3 \\ p_i \in \text{UTM}, j = 1,2,3,\cdots,11 \end{cases} \quad (6\text{-}17)$$

6.7.3　应用实例

本节仍以患者一为例，由 6.5.2 节叙述可知，患者一量化的饮食方案如下所示。
宜吃饮食：谷薯类——大米 125g，小米 511g；水果类——苹果 100g，香蕉 250g；蔬菜类——茄子 95g，洋葱 95g，黑木耳 120g，玉米 95g，芹菜 95g；禽肉类——牛肉 75g；水产品——鲫鱼 75g；蛋类——鸡蛋 50g；豆制品类——鲜豆腐 35g；奶制品类——脱脂牛奶 330g；食用油——橄榄油 30g。

用以上食材与知识库系统的菜谱集 TM 匹配，匹配结果按照菜谱类的烹饪难度属性从低到高排序，简便起见，本书仅选择了九种菜谱作为菜谱备选集 UTM，包含菜谱如下（简便起见，以下菜谱描述中仅包含成分属性、三餐类别属性和是否主食属性）。

①木耳小米粥（成分为{黑木耳，小米}，三餐类别为{早，晚}，是否主食为 1）；②小米粥（{小米}，{早，晚}，是否主食为 1）；③香甜玉米饭（{玉米，大米}，{午，晚}，是否主食为 1）；④清蒸鲫鱼（{鲫鱼}，{午，晚}，是否主食为 0）；⑤木耳烧豆腐（{黑木耳，鲜豆腐}，{午，晚}，是否主食为 0）；⑥洋葱炒肉片（{洋葱，牛肉}，{午，晚}，是否主食为 0）；⑦素炒芹菜（{芹菜}，{早，午，晚}，是否主食为 0）；⑧鱼香茄子（{茄子}，{午，晚}，是否主食为 0）；⑨鸡蛋羹（{鸡蛋}，{早，午，晚}，是否主食为 0）。

本书对基于饮食方案的食材摄入量数据计算 $D_{\text{EI}}^{\sim}$ 和 $0.95 \times \text{UTFQ}$ 均进行了取整处理，其中 $D_{\text{EI}}^{\sim} = 13\,345$，$0.95 \times \text{UTFQ} = [119^{\text{大米}}, 485^{\text{小米}}, 90^{\text{茄子}}, 90^{\text{洋葱}}, 114^{\text{黑木耳}}, 90^{\text{玉米}},$

$90^{芹菜}, 71^{牛肉}, 71^{鲫鱼}, 48^{鸡蛋}, 33^{鲜豆腐}]^T$。将以上所有相关数据代入式（6-17），用统计学软件（R Studio）对模型进行求解，可得菜谱推荐如下（各食材的用量数值均进行了取整处理）。

（1）早餐。①小米粥（{小米：242g}）；②鸡蛋羹（{鸡蛋：48g}）；③脱脂牛奶（66g）。

（2）午餐。①香甜玉米饭（{大米：119g、玉米：90g}）；②清蒸鲫鱼（{鲫鱼：71g}）；③木耳烧豆腐（{黑木耳：114g、鲜豆腐：33g}）；④洋葱炒肉片（{洋葱：90g、牛肉：71g}）；⑤橄榄油（24g）；⑥脱脂牛奶（264g）。

（3）晚餐。①小米粥（{小米：243g}）；②素炒芹菜（{芹菜：90g}）；③鱼香茄子（{茄子：90g}）；④橄榄油（6g）。

通过以上推荐结果可以看出，原始菜谱备选集 UTM 中的木耳小米粥并未出现在推荐结果当中，小米粥作为主食，同时出现在了早餐和晚餐当中。早餐、午餐和晚餐的能量摄入分别为 4002.56、5328.7 和 4008.66（单位均为 kJ），能量摄入比为 3 : 3.994 : 3.005（实际即为 3 : 4 : 3，对相关数据取整导致产生了误差）。

本书对给出的菜谱推荐模型，有以下几点需要特别说明。

第一，推荐模型并未包含饮食方案中的两种水果，由于水果完全可以灵活食用，只需要满足早、午、晚的食用量之比为 3 : 4 : 3 即可。例如，本例中的水果是苹果（100g）和香蕉（250g），则苹果的早、午、晚的食用量为 30g、40g、30g，香蕉的早、午、晚的食用量为 75g、100g、75g。

第二，本书菜谱推荐模型的重点在于基于菜谱备选集 UTM 推荐菜谱并确定每个菜谱主料食材的用量，从而达到健康科学的膳食能量摄入比要求。本例仅选择了九种菜谱作为菜谱备选集 UTM，在实际应用场景中完全可以扩充更多的菜谱或由用户自行选择确定部分菜谱纳入菜谱备选集。此外，菜谱类还可以扩充"烹制工艺""口味"等其他属性标签方便用户选择匹配。

第三，如果需要特定的非主食菜谱 p_h 出现在菜谱推荐结果中，仅需在式（6-17）的基础上增加约束条件 $x_{h1} + x_{h2} + x_{h3} = 1$ 即可。进一步，若需要该菜谱 p_h 出现在早餐、午餐或晚餐中，如需要该菜谱出现在晚餐中，则仅需增加约束条件 $x_{h3} = 1$。主食菜谱的处理也完全同理，仅需增加约束条件 $x_{h1} + x_{h2} + x_{h3} \geq 1$ 即可。

第四，饮食方案中除了包含推荐的食材以及摄入量外，还可能包括用户选择确定的菜谱，这些菜谱分解后所涉及的所有主料食材也均包含在饮食方案推荐的食材中。因此，这些菜谱可纳入菜谱备选集 UTM 中，与其他可能的备选菜谱共同参与菜谱推荐以及各菜谱食材用量的计算。如果需要特定菜谱出现在菜谱推荐结果中，只需按照上述第三条说明操作即可。

6.8　本　章　小　结

本章在第 5 章输出的定性运动与饮食方案的基础上对方案进行量化，即确定个体运动方案中每种运动的运动时间和饮食方案中每种膳食的摄入量。本章详细说明了构建运动方案和饮食方案量化模型的过程，其核心思想是通过运动和饮食方案的量化搭配使个体的 BMI 达到或保持在健康值范围内。

在 6.2 节详细描述了两种构建运动方案定量化模型的方法。通过计算个体每日能量总消耗、个体每日最优能量净消耗和以目标 BMI 为基准的每日饮食能量摄入，结合《中国成人身体活动指南》给出的不同 BMI 人群的有氧运动时间范围（约束条件），构建出运动方案量化模型。通过建立运动知识模糊 Petri 网进行知识推理，同样能够获得运动方案量化模型。在 6.3 节详细描述了如何构建饮食方案定量化模型。当通过运动方案量化模型获取量化的运动时间后，将以目标 BMI（目标体重）为基准的每日能量总消耗作为当前每日目标饮食能量总摄入量，结合《中国居民膳食指南（2016）》中的中国居民平衡膳食宝塔给出的各类饮食摄入量参考量范围（约束条件），构建出饮食方案量化模型。在 6.4 节阐述了方案迭代过程。在 6.5 节仍然基于第 5 章的心血管病患者案例，对运动和饮食方案的量化过程进行了详细说明。在 6.6 节，为了验证个性化健康管理方案智能生成以及运动、饮食方案定量化结果的合理性，把基于 10 名心血管病患者案例生成的个性化健康管理方案和运动、饮食方案定量化结果整理成了评价表的形式，交由心血管内科的医生、健康管理中心的公共营养师和康复理疗师做评价，评价结果也证明了其科学性和有效性。在 6.7 节，基于 5.2 节推荐的饮食方案以及 6.5 节饮食方案量化的结果，构造了菜谱的智能推荐模型。该模型基于本文知识库的菜谱集进行菜谱推荐，模型优化的目标是使早、午、晚三餐的热量比尽量满足 3∶4∶3。推荐的三餐菜谱对应的所有主料食材均来自 5.2 节推荐的饮食方案，且覆盖了饮食方案中除两种水果外的所有食材（包含一种食用油）。

第7章　基于领域本体的个体场景建模

7.1　场景模型构建

　　老年人作为心血管病的高发人群，应当是健康管理方案的主要目标人群。一方面，目前我国正迈入老龄化社会，社会健康压力越来越大；另一方面，空巢老人群体的健康问题更是老年人群体问题的重中之重。我国是世界人口大国，随着现代年轻人生育意愿的降低和人口预期寿命的快速增长，我国人口老龄化进程也在不断加深。国家统计局数据显示，截至 2019 年，我国 65 岁及以上人口已达 1.76 亿，占总人口比例约 12.6%[139]。而根据中国人民健康保险股份有限公司、中国社会科学院人口与劳动经济研究所、社会科学文献出版社在北京共同发布的《大健康产业蓝皮书：中国大健康产业发展报告（2018）》[140]预测，2050 年我国 60 岁及以上老年人口数量将达到 4.83 亿，而 80 岁及以上老年人口则将达到 1.08 亿。当一个国家人口老龄化态势不断加深，就会给社会保障系统和医疗卫生系统带来压力。

　　在我国人口老龄化态势不断加深的同时，另一个社会问题也愈发频繁地出现在人们的视野中——空巢老人问题。空巢老人一般指没有子女、丧子女或者虽有子女但未一同居住的老年人，或者是那些没有子女照顾的单居或夫妻双居的老年人。我国空巢老人群体数量不断上升的同时，其健康状况也不容乐观，主要体现在身体和心理两个方面。对于空巢老人群体而言，其既要经历个人生命周期从中年期到老年期的转型，又要经历家庭周期从核心或主要成员到空巢家庭的转型，还要面临在转型期间的再社会化问题，一旦适应不好，极易诱发生理心理的各种健康问题。国家卫生健康委员会老龄健康司数据显示[141]，截至 2018 年底，我国约 2.49 亿 60 岁及以上人口中超 1.8 亿患有慢性病，失能和部分失能老人近 4000 万。常见的慢性病包括高血压、糖尿病、慢性肺病、冠心病以及胃病，一份基于山东省的抽样调查[142]显示，空巢老人的慢性病患病率明显高于非空巢老人。同时，空巢老人还面临着生活不便、缺乏照护、孤独寂寞等问题，这在高龄或者独居老人之中更为明显。这些生活上的不便使得空巢老人的心理更容易产生问题，会表现出更多心理上的痛苦、不适、焦虑和抑郁。

因此，将健康管理知识以及健康管理方案运用到老年人身上，具有较强的现实意义与探索可能。目前，我国的智能养老模式及方法主要存在以下问题。

一方面，虽然已经开始有通过物联网设备监测老人状态的养老模式研究，但目前对需监测指标种类的定义缺乏统一标准，导致已有模式仅能够适用于当地情况，无法复用到其他地区；另一方面，大多数已有的智能健康管理方法都致力于起居、饮食、运动、用药、应急管理的一方面或者少数几个方面，结构较松散，没有全面覆盖老人生活中的场景，无法实现全景式、全方位的健康管理。因此，本书针对空巢老人所处的场景进行领域本体建模。构建的领域本体模型较全面地整合了老人的个人状态及周围环境信息，能够全方位描述老人所处场景，为后续的健康提醒生成奠定了较为全面的信息基础。将老人所处周围环境信息抽象为室外环境与容器环境的集合，全面涵盖了老人所处的环境信息，并能够较好地表现出由容器环境到室外环境的环境变化。此外，本书还提出了通过建立场景数据库、健康提醒规则库、健康提醒推理机的方式实现个性化健康管理的研究方法。场景数据库存储的是用户的个人状态及周围环境信息；健康提醒规则库存储的是场景触发提醒的信息，即"当用户场景满足一定条件时，生成相应提醒"；健康提醒推理机的作用是合理调度场景与规则信息，完成场景到提醒的推理。除空巢老人外，该方法可以复用到其他类型的用户群体上，实现对该用户群体的个性化、全景式健康管理。

7.1.1　本体模型构建

本体的本意源于哲学，是指对客观事物的组成部分进行分解，进而发现其抽象本质的过程。本体具有静态性和动态性两个特征。静态性是指本体中的概念模型是静态的，而动态性是指本体的内容是动态的，可根据不同的需求和领域设计不同的本体模型。领域本体，是对特定领域中的概念、属性及概念间关系的描述。对用户所处的场景进行本体建模，可以将用户场景中的相关概念以逻辑形式表示出来，对用户所处的个人状态及周围环境进行全方位描述。同时，以场景本体为基础，进行知识建模。依据用户所处的场景，为用户生成与其场景相符的健康管理提醒，可实现对用户健康的全景式、个性化管理。本体建模有手动构建、半自动构建（复用已有本体）、自动构建三种方式。其中，手动构建又有骨架法、七步法等方式。本书中使用手动构建中的七步法进行场景本体建模。场景本体模型包含三个本体层，分别为基础本体层、场景描述本体层和提醒本体层。

基础本体层中的本体构成了其他本体层中本体的值域。场景描述本体层用于对用户所处场景进行抽象，全方位描述用户自身状态与周围环境。提醒本体层对推送给用户的健康管理提醒进行了抽象。基础本体层包含服装、慢性病、药物三个本体。服装本体是参照纺织学中对织物描述的部分指标，并结合生活常识进行定义。保温率、透气率、厚度、面密度、质量属性与人体舒适度紧密联系。已知气温或气温变化的情况下，可依据这些属性为用户做增减衣物的提醒。洗可穿性和色牢度与衣物的保养有关，可帮助用户科学地进行衣物洗护。服装本体属性的数据主要来源于服装制造厂。如部分数据无法获取，也可依据生活常识将类型为number（数值）的数值转化为"低、中、高"等形式。例如，可依据生活常识将衬衫的保温率定为"低"，羽绒服的保温率定为"高"。慢性病本体的定义参照了医院对患者的疾病诊断记录中的部分指标，包含疾病名称、确诊时间、后遗症、危险因素、医嘱属性。慢性病本体属性的数据可从用户的电子病历中获取。药物本体的定义主要参照了药品说明书的描述，包含名称、用量、适应证、用法等属性。药物本体属性的数据可从制药公司的官方网站或者药品说明书中获取。基础本体层中的本体用于为其他本体层本体构建提供值域。该层级中各个类、属性以及可能的属性值如表 7-1 所示。

表 7-1　基础本体层的各个类、属性以及可能的属性值

类名称	属性	数据类型	取值范围（举例）
服装	衣物名称	string	阔腿裤，套头卫衣……
	保温率	number	×%
	透气率	number	× $mm·s^{-1}$
	厚度	number	× mm
	面密度	number	× $g·m^{-2}$
	质量	number	×g
	洗可穿性	number	1，2，…，5 级
	色牢度	number	1，2，…，5 级
慢性病	疾病名称	string	糖尿病，高血压……
	确诊时间	datetime	×年×月×日
	后遗症	string	……
	危险因素	string	……
	医嘱	string	……
药物	通用名称	string	阿托伐他汀钙片……
	英文名称	string	atorvastatin calcium tablets（阿托伐他汀钙片）
	商品名称	string	立普妥

续表

类名称	属性	数据类型	取值范围（举例）
药物	批准文号	string	国药准字 H20193331
	主要成分	string	阿托伐他汀钙……
	适应证	string	高血脂……
	用量	string	×mg/d，×mg/次
	用法	string	口服，外敷……
	不良反应	string	横纹肌溶解……
	禁忌	string	已知对本品中任何成分过敏……
	注意事项	string	肝功能异常者慎用
	药物相互作用	string	唑类抗真菌药（如伊曲康唑、酮康唑）

注：表中数据类型含义如下。string 代表字符串；number 代表数值

　　场景描述本体层是场景本体模型的核心层级。场景描述本体是对个体过去、实时、将来场景的综合性描述。场景描述本体可全方位、多层次、多角度地描述用户状态，为健康提醒生成提供充分的依据。场景是对个体某一时点的个人状态和周围环境信息的切片存储。个人状态类包含个人基本信息、个人健康信息、穿戴、活动、运动特征五个子类，周围环境包含位置、室外环境、容器环境三个子类。

　　个人基本信息本体包含用户的性别、年龄、身高、体重、体脂率、BMI 等个人基本信息，同时涵盖了日常生活能力、综合功能、神经功能缺损等用于衡量用户自理能力的指标。个人健康信息本体包含体温、脉搏、血压、血氧饱和度、呼吸、疲劳程度属性，用于监测用户的生命体征，衡量用户健康状态，作为用户健康管理方案的重要依据。同时，个人健康信息本体还包含用户的用药信息，包括日常服用药物、药物用法、药物服用频率信息。用户用药信息主要为提醒用户本人及护理人员按时服药提供信息依据。穿戴本体存储用户的穿戴信息。活动本体存储用户进行的活动类型及活动强度。活动类型的属性值包含吃饭、睡觉、运动、静坐四种，可涵盖用户一天中进行的所有活动。活动类型属性的设定用于后续进行场景分类。活动强度用代谢当量衡量，单位为 Met。1 Met=耗氧量 3.5ml/(kg·min)。当人在静坐时代谢当量约为 1 Met，进行速度为 9.6km/h 的跑步时约为 10 Met。运动特征本体描述用户当前的位移特征，除包含速度、加速度相关特征外，还包含动作向量，用于描述用户当前肢体关节的状态。周围环境本体从多角度描述用户所处的周围环境状况。其中，位置本体用于从空间、时间角度对用户进行定位。空间角度包含经纬度、海拔属性。时间角度包含时间、季节、星期、节气、时辰属性。设定季节、节气、时辰属性，

为使用中医健康管理规则奠定了基础。室外环境本体的设定参照了气象预报时用到的且与人体舒适度相关的数据，主要包含气温、相对湿度、降水量、PM$_{2.5}$等属性。容器是指容纳个体的室内场所。例如，当用户在公司工作时，办公楼是用户的容器；当用户乘坐地铁时，地铁车厢即为容器。除与室外环境本体属性相同的部分外，容器环境本体还增加了辐射、甲醛浓度、人群密度、位移速度属性。场景是对用户某一时刻各属性数据的切片存储。仅利用用户目前实时场景所蕴含的信息进行健康方案推荐是不够的。例如，当用户在一天前的过去场景中食用过茄子，在当前场景中再为用户推荐食用茄子的方案，则用户很大可能不会实施。因此，除实时场景外，场景描述本体包含过去场景和将来场景，用于在健康方案生成中充分利用更多的场景信息。

在数据来源方面，个人基本信息本体所需数据可通过解析用户的病历或者健康信息卡获取；个人健康信息、活动、运动特征本体数据从用户佩戴的可穿戴设备获取；穿戴本体信息可通过计算机视觉技术获取，不具备相应技术条件的情况下也可通过用户或者护理人员输入获取；位置本体信息从北斗卫星导航系统获取；室外环境本体信息可从当地气象站部门的数据接口中获取；容器环境本体信息从部署在室内的环境监测设备中获取。场景描述本体层中各个类、属性以及可能的属性值如表 7-2 所示。

表 7-2　场景描述本体层的各个类、属性以及可能的属性值

类名称	属性	数据类型	取值范围（举例）
	性别	string	男，女
	年龄	number	×
	血型	string	A，B，O，AB
	文化程度	string	小学，初中，高中……
	身高	number	×cm
	体重	number	×kg
个人基本信息	体脂率	number	×%
	BMI	number	×kg/m^2
	日常生活能力	number	×
	综合功能	number	×
	神经功能缺损	number	×
	慢性病类型	list of class	{无，[慢性病 1]，[慢性病 2]，…}
	药物过敏史	string	无，青霉素，磺胺……

续表

类名称	属性	数据类型	取值范围（举例）
个人健康信息	体温	number	×℃
	脉搏	number	×次/min
	收缩压	number	×mmHg
	舒张压	number	×mmHg
	血氧饱和度	number	×%
	呼吸	number	×次/min
	疲劳程度	string	不明显，轻，中，重
	日常服用药物	list of class	{无, [服用药物 1], [服用药物 2], …}
	药物用法	list of string	{口服, 外敷, …}
	服用期间	list of datetime	{2021-01-01, 2021-02-01, …}
	药物服用频率	list of number	{6, 8, …}h/次
	过敏原	list of string	{牛奶, 花粉, 室内尘土, …}
穿戴	穿戴名称	list of class	{[服装 1], [服装 2], …}
	穿戴持续时间	list of number	{1, 2, …}天
活动	活动类型	string	吃饭, 睡觉, 静坐, 运动
	活动强度	number	×Met
运动特征	动作向量	list of array	$X^t=(q_1^t, q_2^t, \cdots, q_m^t, \cdots, q_M^t)$
	x 轴加速度	number	$\times\mathrm{m\cdot s^{-2}}$
	y 轴加速度	number	$\times\mathrm{m\cdot s^{-2}}$
	z 轴加速度	number	$\times\mathrm{m\cdot s^{-2}}$
	水平速度	number	$\times\mathrm{m\cdot s^{-1}}$
	垂直速度	number	$\times\mathrm{m\cdot s^{-1}}$
位置	位置名称	string	……
	经度	number	东经×°，西经×°
	纬度	number	南纬×°，北纬×°
	海拔	number	×米
	时间	datetime	×年×月×日×：×：×：
	星期	string	星期一, 星期二……
	季节	string	春季, 夏季, 秋季, 冬季

续表

类名称	属性	数据类型	取值范围（举例）
位置	节气	string	春分，夏至……
	时辰	string	子时，丑时……
室外环境	气温	number	×℃
	相对湿度	number	×%
	降水量	number	×mm
	PM$_{2.5}$	number	×μg·m^{-3}
	风力	number	×级
	风向	string	东，南……
	噪声	number	×dB
	紫外线指数	number	×
	天气情况	string	晴，阴，多云……
	空气质量指数	number	×
容器环境	容器名称	string	办公室，地铁……
	位移速度	number	×m·s^{-1}
	室内气温	number	×℃
	相对湿度	number	×%
	PM$_{2.5}$	number	×μg·m^{-3}
	甲醛浓度	number	×mg·m^{-3}
	风力	number	×级
	风向	string	东，南……
	辐射	number	×uSv/h
	人群密度	number	人/m^2
	紫外线指数	number	×
	空气质量指数	number	×
个人状态	个人基本信息	class	[个人基本信息]
	个人健康信息	class	[个人健康信息]
	穿戴	class	[穿戴]
	活动	class	[活动]
	运动特征	class	[运动特征]

续表

类名称	属性	数据类型	取值范围（举例）
周围环境	位置	class	[位置]
	室外环境	class	[室外环境]
	容器环境	class	[容器环境]
场景	个人状态	class	[个人状态]
	周围环境	class	[周围环境]
场景描述	过去场景	list of class	{[场景1]，[场景2]}
	实时场景	class	[场景]
	将来场景	list of class	{[场景1]，[场景2]}

注：表中数据类型 number 代表实数；list of datetime 代表日期列表；list of array 代表向量列表；datetime 代表日期型；list of number 代表实数列表；list of string 代表字符列表；class 代表类；其他同表 3-2

提醒本体层包含的健康提醒本体包含触发场景、提醒类型、提醒对象、提醒时间、提醒内容以及紧急程度属性。其中，提醒对象除本人外，还包含亲属、护理人员、医生等。当用户发生了摔倒或疾病突发的情况时，可向护理人员、医生发送类型为"紧急提醒"的提醒内容，帮助空巢老人及时应对突发情况，在危急状态下挽救生命。提醒本体的数据主要来源于权威的健康管理书籍、网站及医师。提醒本体层属性以及可能的属性值如表 7-3 所示。

表 7-3　提醒本体层属性以及可能的属性值

类名称	属性	数据类型	取值范围（举例）
健康提醒	触发场景	list of class	{[场景描述1]，[场景描述2]，…}
	提醒类型	string	饮食提醒，运动提醒，起居提醒，用药提醒，紧急提醒
	提醒对象	array of string	{本人，亲属，护理人员，医生，…}
	提醒时间	datetime	×年×月×日×：×：×：
	提醒内容	string	……
	紧急程度	string	低，中，高

概念间的层级关系包含继承关系（is-a）和类-实例关系（instance-of）。层级关系的确定天然地包含于本体模型的构建中，即本体模型确定后，概念间的层级关系也就确定了。概念间的层级关系主要通过定义类的对象属性（attribute）确定。本书通过人工获得的方式定义了本体间的关系，具体内容如表 7-4 所示。

表 7-4　本体自定义对象属性关系表（部分）

域	关系	取值范围	描述
个人基本信息	hasDisease	慢性病	
慢性病	isPartof	个人基本信息	
个人基本信息	hasMedicine	药物	
药物	takenby		
穿戴	includes	服装	
服装	isPartof	穿戴	
个人状态	hasBasicInfo	个人基本信息	
	hasHealthInfo	个人健康信息	
	wear	穿戴	
	hasActivity	活动	
	hasMovementCharacteristics	运动特征	
周围环境	hasLocation	位置	
	hasOutdoorEnvironment	室外环境	
	hasIndoorEnvironment	容器环境	
场景	hasPersonalStates	个人状态	
场景	hasSurroundings	周围环境	
场景描述	includes	场景	
场景描述	hasReminder	提醒	场景描述触发规则，生成与之相符的健康提醒
提醒	accordingTo	场景描述	

　　完整的本体体系必须同时具有类的体系及本体的概念属性。本体的概念属性分为数据属性（data properties）和对象属性（object properties）。数据属性描述的是概念自身的固有属性，如用户的性别为男，体重为 68kg，则性别、体重皆为数据属性；本体属性描述的是本体间的逻辑关系，用于连接非层级且非实例关系的本体。通过确定场景描述本体及其相关属性，可将场景描述转化为结构性语言。将场景描述信息转化为结构化存储，有利于信息的条理化，也有利于对信息的进一步利用。

　　综上，本节建立的场景本体模型结构框架如图 7-1 所示。由于图的结构及显示篇幅问题，将部分属性省略，保留有代表性的本体属性。

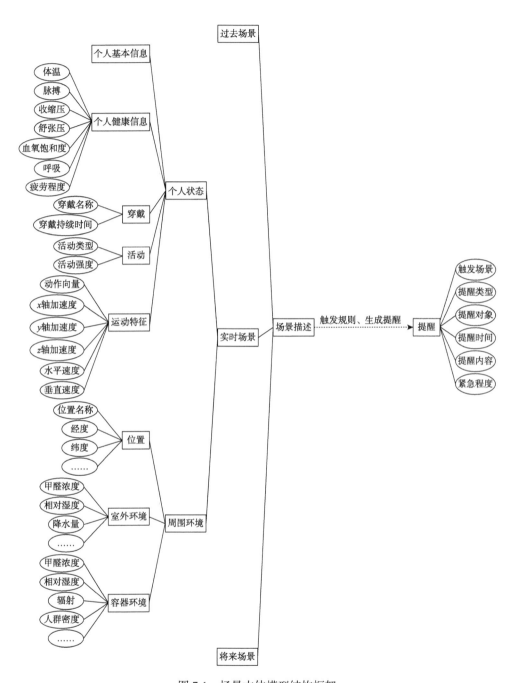

图 7-1　场景本体模型结构框架

7.1.2 实例说明

将空巢老人作为场景本体模型的用户，枚举出他们的日常生活中可能出现的场景，结合客观情况和生活常识对场景模型进行实例化。以老人所处场景为依据，生成与场景相符的健康提醒。空巢老人可能会面临的场景有：在家吃午饭（SM001）、在公园跳广场舞（SM002）、在家读书（SM003）、在公园野餐（SM004）、在餐馆吃饭（SM005）等。以老人在家吃午饭（SM001）为例，参照前序章节中定义的本体结构和关系，可将老人的实时场景分解为以下实例。

SM001：Instance of class 实时场景-在家吃午饭

{

个人状态：PS001

周围环境：SE001

}

PS001：Instance of class 个人状态

{

个人基本信息：PBI001

个人健康信息：PHI001

穿戴：PWS001

活动：PA001

运动特征：AF001

}

SE001：Instance of class 周围环境

{

位置：PL001

室外环境：OE001

容器环境：IE001

}

PBI001：Instance of class 个人基本信息

{

用户 Id：SM-001

性别：男

年龄：66

血型：O 型

文化程度：初中

身高：170cm

体重：70kg

体脂率：18%

BMI：24.2

日常生活能力：9

综合功能：9

神经功能缺损：0

慢性病类型：PCHD001-高血压

药物过敏史：无

过敏原：牛奶

}

PHI001：Instance of class　个人健康信息

{

体温：36.3℃

脉搏：75

收缩压：132

舒张压：75

血氧饱和度：98%

呼吸：15 次/min

疲劳程度：不明显

日常服用药物：PME001-阿托伐他汀钙片

药物用法：口服

药物服用频率：8h/次

}

PWS001：Instance of class　穿戴

{

穿戴名称：PW001-内裤，PW002-睡衣，PW003-睡裤

穿戴持续时间：0，1，1

}

PA001：Instance of class　活动

{

活动类型：吃饭

活动强度：3.2Met

}

AF001：Instance of class 运动特征

{

动作向量：{[1,4,5,2.3]，[4,7,9,0]，…，[0,0,0,8]}

x 轴加速度：0 m·s^{-2}

y 轴加速度：0 m·s^{-2}

z 轴加速度：0 m·s^{-2}

水平速度：0 m·s^{-1}

垂直速度：0 m·s^{-1}

}

PL001：Instance of class 位置

{

位置名称：家

经度：东经 116°

纬度：北纬 39° 50′

海拔：300m

时间：2020 年 8 月 7 日 12：30

星期：星期五

季节：夏季

节气：立秋

时辰：午时

}

OE001：Instance of class 室外环境

{

气温：26℃

相对湿度：76%

降水量：0

$PM_{2.5}$：126

风力：一级

风向：东北风

噪声：80dB

紫外线指数：8

天气情况：晴

空气质量指数：80

}

IE001：Instance of class　容器环境

{

容器名称：家

位移速度：0

室内气温：26℃

相对湿度：70%

$PM_{2.5}$：80

甲醛浓度：0.08 mg·m^{-3}

风力：0

风向：0

辐射：0.075uSv/h

人群密度：0.01

紫外线指数：3

空气质量指数：40

}

PCHD001：Instance of class　慢性病

{

疾病名称：高血压

确诊时间：2017 年 12 月 20 日

后遗症：无

危险因素：高胆固醇，高血糖，烟酒等

医嘱：饮食均衡，适当运动，按时服药，避免高温环境

}

PME001：Instance of class　药物

{

通用名称：阿托伐他汀钙片

英文名称：atorvastatin calcium tablets

商品名称：立普妥

批准文号：国药准字 H20193331

主要成分：阿托伐他汀钙

形状：白色椭圆形薄膜衣片

适应证：①高胆固醇血症…… ②冠心病或冠心病等危症（如糖尿病，症状性动脉粥样硬化性疾病等）。

用法：病人在开始本品治疗前，应进行标准的低胆固醇饮食控制，在整个治疗期间也应维持合理膳食。应根据低密度脂蛋白胆固醇基线水平、治疗目标和患

者的治疗效果进行剂量的个体化调整。……

不良反应：横纹肌溶解……

禁忌：已知对本品中任何成分过敏……

注意事项：肝功能异常者慎用

药物相互作用：唑类抗真菌药（如伊曲康唑、酮康唑）

}

PW002：Instance of class 服装

{

衣物名称：睡衣

保温率：20%

透气率：40%

厚度：5mm

面密度：$5\,g \cdot m^{-2}$

质量：100g

洗可穿性：5 级

色牢度：5 级

}

当老人所处的场景满足一定条件时，将触发推理规则，得出与场景相符的健康提醒。提醒实例主要来源于专业的健康管理书籍、文献、微信公众平台、医嘱及生活常识。根据针对的群体角度，提醒可分为防病管理和因病调理两类；根据针对的活动角度，提醒可分为"饮食""起居""运动""用药"四种类型。提醒接收人在日常情况下是用户本人，紧急情况下是亲属或医师。部分实例化的提醒如表 7-5 所示。

表 7-5 健康提醒实例化示例

提醒编号	知识来源	过去场景	将来场景	实时场景	提醒内容	提醒类型
kn-001	微信公众平台，链接：https://mp.weixin.qq.com/s/MTZSuJ4xcl8KMT4N8hmM1g	个人状态：运动；周围环境：无	个人状态：洗澡；周围环境：无	个人状态：出汗，体温较高；周围环境：无	不要冲凉。人在出汗时，体内积累的热量其实还没有完全散尽，毛孔处于半张开状态，血液循环在体表也很剧烈，此时冲澡贪凉会影响体温调节。人体在冷水的刺激下，会产生心跳加速、血压升高、肌肉收缩、精神紧张等一系列刺激反应，对心脏、血压都会造成不利影响	起居

续表

提醒编号	知识来源	过去场景	将来场景	实时场景	提醒内容	提醒类型
kn-002	《心脑血管疾病替换食谱》，广东科技出版社，作者：胡维勤，ISBN：9787535965370	个人状态：患有高血压；周围环境：无	个人状态：吃饭；周围环境：无	个人状态：做饭；周围环境：无	严格限制食盐摄入量。高血压患者每日食盐量应限制在 3～5 g，还要避免食用腊肉、咸菜、罐头等高钠食物和加碱发酵食品	饮食
kn-003	微信公众平台，链接：https://mp.weixin.qq.com/s/MTZSuJ4xcl8KMT4N8hmM1g	无	个人状态：在家；周围环境：室内气温高于 30℃	个人状态：在家；周围环境：室内气温高于30℃	打开空调，将气温控制在 26℃左右	起居
kn-004	生活常识		个人状态：位置为户外周围环境：紫外线强度>8	个人状态：位置为室内；周围环境：紫外线强度>8	当前室外紫外线较强，出门建议涂抹防晒霜或携带遮阳伞	起居

以提醒 kn-001 为例，按照前序章节中定义的本体结构和关系，可将该提醒分解为以下实例。

kn-001：Instance of class　提醒

{

触发场景：SD001

提醒类型：起居提醒

提醒对象：用户本人

提醒时间：当时

提醒内容：不要冲凉。人在出汗时冲凉，对心脏、血压都会造成不利影响。

紧急程度：中

}

SD001：Instance of class　场景

{

将来场景：SM010

实时场景：SM011

}

SM010：Instance of class 将来场景-洗澡

{

……

个人状态：PS010

……

}

PS010：Instance of class 个人状态

{

……

活动：PA010

……

}

PA010：Instance of class 活动

{

活动名称：洗澡

活动强度：3.8Met

}

SM010：Instance of class 实时场景-运动

{

……

个人状态：PS011

……

}

PS010：Instance of class 个人状态

{

……

活动：PA011

……

}

PA011：Instance of class 活动

{

活动名称：运动

活动强度：12 Met

}

7.1.3　场景库构建

结合已有场景模型结构及实际使用需求，拟采用场景 Id、场景名称、开始时间、结束时间、开始时场景切片 Id、结束时场景切片 Id 字段对用户场景信息进行描述，构建场景库。其中，场景 Id 是系统自动生成的唯一标识；开始时场景切片 Id、结束时场景切片 Id 分别是对该场景开始、结束时场景模型实例化信息的切片存储；场景名称是对用户所处场景的概括，如在家吃午饭、在公园散步等。为了在系统中存储和定义场景名称，需尽可能全面地枚举出可能面临的所有场景。首先，对老人的场景进行分级分类。第一层级按照老人所处地点进行分类，分为家中、除家以外的其他室内场所、室外场所、乘坐交通工具四类。老人所处的紧急情况场景是需要重点记录和管理的对象，因此将紧急情况也纳入第一层级的分类中。对第一层级的家中、除家以外的其他室内场所进一步分类，划分为吃饭、睡觉、运动、静坐四个类别，全面涵盖了老人在家中和其他室内场所中可能处于的所有场景。在这一层级下，可对老人的场景进行枚举，如在家吃午饭、在家午休、在健身房锻炼等。按照与家的距离对室外场所中的场景进行分类，可分为距离家 1km 以内、距离家 1km 到 3km、距离家 3km 以外。在此层级下进一步将场景划分为吃饭、运动、静坐。将乘坐交通工具分为海、陆、空三种，将乘坐陆地交通工具进一步划分为驾驶员及乘客。将紧急情况分为意外受伤和旧病复发两种。将意外受伤场景分为意外摔倒和意外擦伤；将旧病复发场景进一步细分为急性和非急性两类，便于系统根据紧急程度采取不同措施。场景分类框架及部分场景实例如图 7-2 所示。

此时，可将老人所处的场景按照相应的数据库结构存储于系统中，以便后续进行进一步的数据分析和推理操作。老人场景库结构如表 7-6 所示。已有场景库结构具有可扩展性，因此可根据需求增加开始与结束时间之间的场景切片。

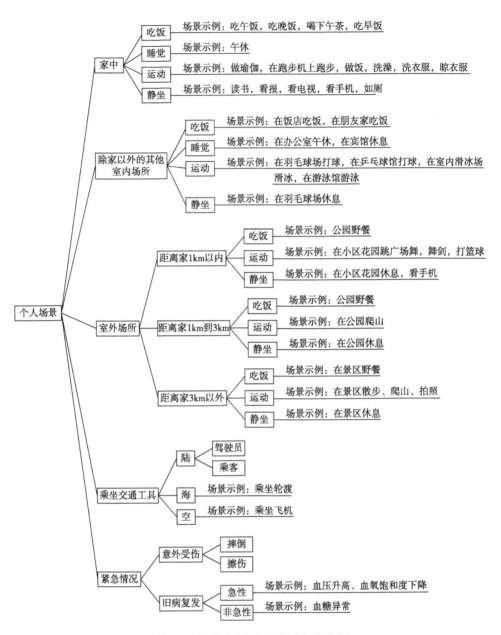

图 7-2 场景分类框架及部分场景实例

表 7-6 老人场景库结构（以"在家吃午饭"场景为例）

场景 Id	场景名称	开始时间	结束时间	开始时场景切片 Id	结束时场景切片 Id
SM2021030004001	在家吃午饭	2021-03-04 12：08：20	2021-03-04 12：35：30	SM-030	SM-035

7.2　基于场景的健康提醒推理机设计

7.2.1　推理机体系结构

按照基于场景的健康提醒推理特点，结合空巢老人用户的需求，将推理机体系结构设计为图 7-3 所示框架。健康提醒规则库、场景数据库中的数据是推理机的数据源。场景数据库中存储老人的场景数据，是一组事实的集合，用于匹配规则的前提；健康提醒规则库存储规则集。规则是健康管理知识的结构化表示。当规则的前提被满足时，触发规则，得出相应结论或执行相应操作。推理成功后得出的健康提醒存储于提醒数据库中。推理机以 Visual Studio、SQL Server 作为工具支撑，以 C#、Prolog 作为实现语言，完成了分析层中提醒知识表示、提醒知识分类、提醒规则集建立、提醒知识推理的过程，将生成的健康提醒展示给老人和护理人员。

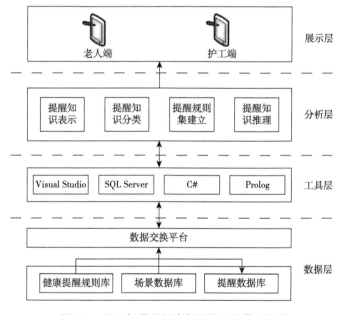

图 7-3　基于场景的健康提醒推理机体系结构

7.2.2　健康提醒规则库构建

知识表示有一阶谓词逻辑表示、产生式表示、语义网络表示、框架表示等方法。其中，产生式表示法形式单一，规则知识间相互独立，推理机与知识库分离，且系统的推理路径具有较强的可解释性。产生式表示法的特点能够满足基于场景的健康提醒推理机的需求，因此确定其为规则知识的主要表示方法。产生式规则的基本形式如下：

P→Q 或 IF P THEN Q

其中，P 是指前提，Q 指结论或者执行的相应操作。整个产生式表达的是当满足 P 指定的前提或条件时，得出结论 Q 或执行 Q 指定的操作。例如，以下健康管理规则可表示为

"IF 患有高血压 THEN 严格限制每日的食盐摄入量在 3～5g"；

"IF 患有脑血管病 THEN 应该减少摄入动物脂肪"；

"IF 收缩压超过 200 THEN 向医护人员发送紧急提醒"。

有的知识在推理过程中需要大量的复杂计算。例如，如果老人的三轴加速度经过计算得到的值超过阈值时，则判断老人摔倒。单一的产生式规则表示方法无法满足此需求，需引入过程表示法作为辅助。过程知识表示是指将知识和使用这些知识的方法表示为一个求解过程，其中每个过程都可表示为一段程序。例如，如果老人摔倒，且持续时间超过 3min，且家中无其他人员时，那么立即向医护人员发送紧急提醒。结合场景模型中的各属性，可将其表示为规则 7-1 形式。规则前提部分就可以表示为两个 AND 连接的三段过程。其中，x、y、z 分别表示场景模型中运动特征本体的 x 轴、y 轴、z 轴加速度，$f(x)$ 表示进行加速度计算的算法函数，$a\_$ 表示判断为摔倒的阈值。家中无其他人员这一信息可用场景描述本体中，容器环境本体中的人群密度属性为零表示。

规则 7-1：IF $f(x,y,z)>a$ AND duration（持续时间）>180(sec) AND (容器人群密度=0) THEN 立即向医护人员发送紧急提醒

无论是规则的描述性表达，还是产生式与过程式相结合的表达，均属于规则的字符串表示，属于非结构化的表示方法。非结构化表示的知识无法被计算机识别，因此不能执行相应操作，也无法进行进一步的推理计算。为了解决这一问题，需将规则的描述信息转化为计算机能够识别的表现形式。将规则的逻辑关系、比较关系、前提变量、前提变量值、结论变量、结论变量值等进行转化，如表 7-7 所示。前提变量名称对应 7.1.1 节场景本体模型中，场景描述本体的所有属性名称，与规则前提进行匹配。前提变量函数指的是根据需求，对前提变量进行处理的算法，如基于三轴加速度判断老人是否摔倒的算法，基于生命体征数据判断老人是否疲劳的算法等。结论变量对应场景本体模型中场景描述本体与提醒本体的所有属性，表示推理成功后得出的结论或需进行的提醒操作。

表 7-7 规则表达形式转化信息表

原名称	转化后名称	类型	注释
逻辑关系	LogicalRelation	string	IF 表示 0；AND 表示 1；OR 表示 2；ELSE 表示 3
比较关系	CompareRelation	string	"="表示 0；"<"表示 1；">"表示 2；"<="表示 3；">="表示 4；"<>"表示 5；"IN"表示 6；"NOT IN"表示 7
前提变量名称	BodyTemperature, BloodPressure, IndoorTemperature…	string	体温，血压，室内气温，三轴加速度，等
前提变量函数	$f(x, y, z)$…	string	基于三轴加速度的摔倒检测算法，疲劳状态识别算法，等
前提变量值	36，120，26.5	string	体温值，血压值，室内气温值，等
结论变量名称	AlertTime，AlertContent, AlertObject…	string	提醒时间，提醒内容，提醒对象，等
结论变量值	Immediately，"Fell down"	string	立即提醒，内容为"老人摔倒了"

注：string 代表字符串变量

以健康提醒规则 7-1 为例，基于表 7-7 定义的转化信息，将其转化为结构化表达的规则形式，如表 7-8 所示。规则 7-1 被分为三个计算过程，过程之间通过逻辑关系连接。

表 7-8 结构化表达的健康提醒知识（以规则 7-1 为例）

逻辑关系	前提变量名称	前提变量函数	比较关系	前提变量值	目标变量名称	目标变量值
IF	x, y, z	$f(x)$	>	a	AlertTime AlertObject AlertContent AlertUrgency	Immediately Medical staff "Fell down" 5
AND	duration	—	>	180	AlertTime AlertObject AlertContent AlertUrgency	Immediately Medical staff "Fell down" 5
AND	Container Environment Population Density	—	=	0	AlertTime AlertObject AlertContent AlertUrgency	Immediately Medical staff "Fell down" 5

进一步整合表 7-8 所示的规则 7-1，将其整合为可存储于关系型数据库中的一条记录的形式，如表 7-9 所示。其中，同一过程中的内容使用"$"符号连接，不同过程中的内容使用"#"连接。至此，针对规则 7-1 的字符表现形式"如果老人摔倒，且持续时间超过 3min，且家中无其他人员时，那么立即向医护人员发送紧

急提醒"，转化为了表 7-9 所示的，可存储于规则数据库中形成一条记录，便于计算机访问识别并执行进一步操作的结构化形式。

表 7-9　健康提醒规则库结构（以规则 7-1 为例）

逻辑关系	前提变量名称	前提变量函数	比较关系	前提变量值	目标变量名称	目标变量值
0#1#1	x\$y\$z #duration# Container Environment Population Density	$f(x)$ #NULL#NULL	>#>#=	a	AlertTime\$ AlertObject\$ AlertContent\$ AlertUrgency	Immediately\$ Medical staff\$ \$Fell down\$ 5

基于表 7-9 定义的规则库结构，以及前序章节中提醒本体结构，对从专业健康管理书籍、文献、网站、微信公众平台，以及生活常识中提取出的健康提醒规则进行整理，部分规则如表 7-10 所示。

表 7-10　健康提醒规则库结构（部分）

编号	描述	产生式表示
7-1	如果老人摔倒，且持续时间超过 3min，且家中无其他人员时，那么立即向医护人员发送紧急提醒	IF $f(x,y,z)>a$ AND duration >180(sec) AND (容器人群密度=0) THEN 立即向医护人员发送紧急提醒
7-2	如果老人患有高血压，且老人的位置为室外，其室外气温高于 36℃，且在室外持续时间超过 30min，那么立即提醒老人避暑	IF 慢性病类型=高血压 AND 位置名称=室外 AND 室外气温 > 36℃ AND duration>30(min) THEN 立即提醒老人避暑
7-3	如果老人将要外出，且室外紫外线强度超过 8 或室外气温高于 36℃，那么立即提醒老人做好防护措施	IF 将来场景描述=外出 AND（室外紫外线强度>8 OR 室外气温 > 36℃） THEN 立即提醒老人做好防护措施
7-4	如果老人服用了头孢类抗菌药物，那么立即提醒老人不要摄入酒精	IF 服用药物名称 IN {头孢曲松钠，头孢唑啉钠，头孢噻肟，…} THEN 立即提醒老人不要摄入酒精
7-5	如果老人患有高血压，且老人正在家做饭或老人正在饭店点餐，那么提醒老人吃少油少盐的食物	IF 慢性病类型=高血压 AND（场景描述=在家做饭 OR 场景描述=在饭店点餐）THEN 立即提醒老人吃少油少盐的食物

将表 7-10 所示的各健康管理规则按照表 7-9 定义的结构和形式表示，结果如表 7-11 所示。将从专业健康管理书籍、文献、网站、微信公众平台，以及生活常识中提取出的健康提醒规则集合起来并进行结构化存储，建立规则库，为计算机识别和执行推理计算建立基础。基于场景库与规则库，结合推理机，可实现空巢老人健康管理提醒智能生成。起居、饮食、用药、运动以及紧急提醒共同组成了老人的健康管理方案，实现老人的全景式、个性化健康管理。

表 7-11 健康提醒规则库构建（部分）

编号	逻辑关系	前提变量名称	前提变量函数	比较关系	前提变量值	目标变量名称	目标变量值
7-1	0#1#1	x\$y\$z #duration# Container Environment Population Density	$f(x)$ #NULL#NULL	2#2#0	a #3#0	AlertTime\$ AlertObject\$ AlertContent\$ AlertUrgency	Immediately\$ Medical staff\$ \$Fell down\$ 5
7-2	0#1#1#1	Disease# Location#Outdoor Environment Temperature# duration	NULL	0#0#2#2	hypertension# outdoor#36#30	AlertTime\$ AlertObject\$ AlertContent\$ AlertUrgency	Immediately\$ The elderly\$ \$注意避暑\$ 3
7-3	0#(1#2)	Scene# Outdoor Environment UV# Outdoor Environment Temperature	NULL	0#2#2	Outdoor#8#36	AlertTime\$ AlertObject\$ AlertContent\$ AlertUrgency	Immediately\$ The elderly\$ \$外出做好 防晒措施\$ 3
7-4	0	Medicine	NULL	6	Cephalosporin antibiotics	AlertTime\$ AlertObject\$ AlertContent\$ AlertUrgency	Immediately\$ The elderly\$ \$不要摄入 酒精\$ 5
7-5	0#(1#2)	Disease#Scene# Scene	NULL	0#0#0	hypertension# 做饭#点餐	AlertTime\$ AlertObject\$ AlertContent\$ AlertUrgency	Immediately\$ The elderly\$ \$吃少油少盐 的食物\$ 3

7.2.3 健康提醒推理算法设计

推理方式包含很多种类，按照推理方向可分为正向推理和逆向推理。正向推理是指从已有事实出发，使用一定的规则，逐步推理出结论的推理方式；逆向推理是指从已有结论出发，从已有事实中寻找能够支撑已有结论的证据的推理方式。在基于场景的健康提醒推理中，应从场景事实出发，与健康提醒规则的前提部分进行匹配，如匹配成功，则生成规则结论部分中的提醒。因此，基于场景的健康提醒推理属于正向推理。在推理过程中，首先提取已有场景事实数据及规则库中规则数据，分别判断场景及规则数据是否为空，如二者皆不为空，则将其存入临时数据库中；其次，逐条遍历规则库中的每一条规则，针对每一条规则，将其解析为由逻辑关系"and"或"or"连接的判断子程序；最后，判断子程序是否成立，并返回相应结果。具体的推理流程如图 7-4 所示。

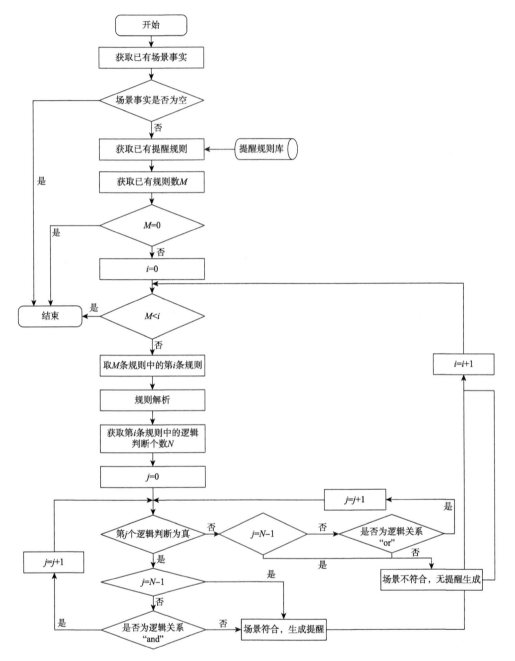

图 7-4 基于场景的健康提醒推理流程图

7.3　场景数据驱动的健康提醒系统实现

7.3.1　设计方法

在进行了场景建模，以及由场景到提醒的推理机设计后，为验证场景本体模型及推理机系统的合理性，同时为了实现基于场景数据的空巢老人健康管理方案智能生成，有必要基于场景领域本体模型，设计和开发一套考虑老年人用户特征，满足老年人需求的智能健康管理系统，实现场景数据的获取及存储、依据场景推理生成提醒、反馈健康管理方案实施情况等功能。

根据信息系统设计理论[143]，系统设计框架应包含核心理论、元需求、元设计以及可测试的假设四个部分。其中，核心理论指支撑系统运行的社会科学或自然科学理论框架；元需求指系统需要解决的实际问题；元设计是指为满足元需求而进行的设计（如模型、流程、框架等）；可测试的假设用于衡量元设计是否满足元需求。基于信息系统设计理论，本书的场景数据驱动的健康管理系统的设计框架如表 7-12 所示。

表 7-12　场景数据驱动的健康管理系统设计框架

框架构成	内容
核心理论	基于领域本体建模理论的场景模型 推理机系统设计理论
元需求	场景数据的收集、整理与存储 依据老人的场景信息生成与之匹配的健康管理方案 收集老人对健康方案的实施情况反馈 管理系统数据，针对不同用户（老人、子女、医护人员等），赋予相应权限
元设计	系统架构 功能模块 业务流程 数据库架构
可测试的假设	系统的功能与原需求的契合度

7.3.2　需求分析

需求分析是在充分理解用户对系统的功能、性能、可靠性等方面的需求后，将用户的非形式化的需求转化为具体的功能定义，为后续的系统设计和开发等奠定基础的过程。基于场景的健康提醒系统的核心用户是老人，因此在需求分析时要充分考虑老人用户的特征。根据中国互联网络信息中心发布的第 52 次《中国互联网络发展状况统计报告》，截至 2023 年 6 月，我国 60 岁及以上网民群体规模已达 1.4 亿，而截至 2023 年 2 月，我国老年人口达到 2.8 亿，也就是说，我国每两个老年人中就有一人是网民。互联网丰富了老人的生活，但也伴随着使用障碍，智能手机操作复杂、迭代速度快，老人由于习惯、思维、经验等方面的困扰又需要较长周期学习和接受新事物。因此，系统与老人的交互操作应尽可能简洁。在前序章节及充分调研的基础上，将系统的核心需求归纳为以下五个方面。

（1）场景数据的收集、整理与存储。基于前序章节建立的场景模型，与可穿戴设备、环境监测设备、气象网站等多种数据源进行对接，收集用户的场景数据，并将用户的实时场景数据按照一定的规则切片存储，组成用户的过去场景信息。

（2）依据老人的场景信息生成并展示与之匹配的健康管理方案。在场景数据的基础上，系统按照一定的规则，计算推理出与场景信息相匹配的健康提醒，并将提醒展示给相应的用户，实现基于场景数据的个性化、全景式健康管理。

（3）收集老人对健康方案实施情况的反馈。将健康方案展示给老人后，应收集老人的健康方案实施情况反馈。针对系统生成的健康提醒，老人可对执行难易程度、时间是否合适等因素进行反馈。收集老人的实施情况反馈可为后续方案优化奠定基础。

（4）管理系统数据，针对不同用户，赋予相应权限。老人作为核心用户，能够查看自己的场景数据、健康管理方案，并能够对健康方案的实施情况进行反馈；医生可对老人的场景数据，健康管理方案实施情况信息进行访问，并依据老人的健康状况提出和修改健康提醒；子女可访问老人的场景数据、健康管理方案实施情况信息，了解老人的生理和心理健康状况，提醒老人及时实施健康方案，科学地进行健康管理。针对不能完全自理的老人，设置护理人员角色。护理人员可访问、帮助老人实施健康方案，并对实施情况和效果进行反馈和评价。

（5）紧急情况识别与处理。作为全景式的健康管理系统，应针对空巢老人可能出现的意外受伤或旧病复发等紧急情况，建立完善的响应机制。在老人仍有意识的情况下，可通过老人客户端的报警功能通知子女和医生；在老人已经无意识的情况下，在场景数据结合相应算法判断出紧急情况时，系统应该及时将信息发送给子女和医生。

7.3.3 系统设计

在需求分析的基础上，对系统的逻辑架构进行设计，如图 7-5 所示。

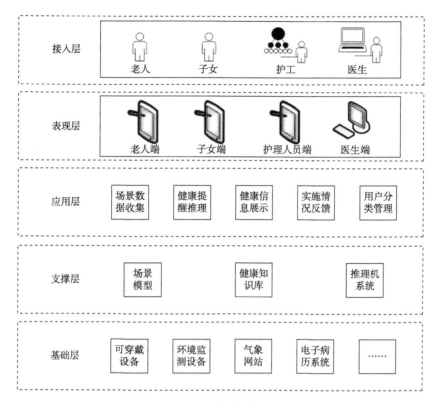

图 7-5 系统逻辑架构图

基础层：通过与可穿戴设备、环境监测设备、气象网站、电子病历系统等进行连接，获取并存储老人的场景数据，为场景模型实例化及后续知识推理提供数据基础。

支撑层：以前序章节中建立的场景模型、推理机系统、健康知识库为核心，实现场景数据驱动的，针对空巢老人的个性化健康管理方案智能生成。

应用层：在基础层和支撑层的基础上，实现场景数据收集、健康提醒推理、健康信息展示、实施情况反馈、用户分类管理等功能。

表现层：表现层利用客户端的形式，实现系统与老人、子女、护理人员、医生用户的数据交互。

接入层：不同角色的用户，通过各角色客户端方位接入层，以获取信息，与系统进行数据交互。

场景数据驱动的健康管理系统采用的是 B/S（浏览器/服务器）架构模式。整体的系统技术架构如图 7-6 所示。前端 UI 是用户与系统进行交互的界面，接收用户的合法输入，并展示表现层从业务层提取的数据。本节采用了 Layui 作为前端 UI 的开发框架。表现层负责用户与业务层之间的数据传递。业务层实现本系统的所有业务逻辑，包含智能健康管理系统的场景模型、推理机系统的实现方法。数据层根据业务层的数据请求，负责与后台数据库进行交互，实现数据的增删改查操作。

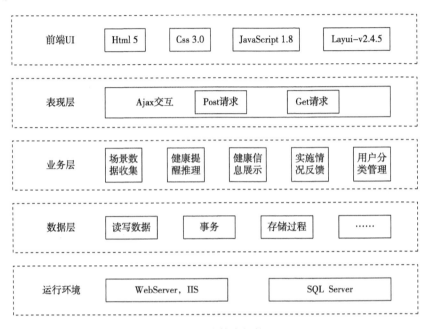

图 7-6　系统技术架构图

基本功能设计如下。

（1）场景数据获取。无须老人输入，系统与可穿戴设备、环境监测设备、电子病历系统等多种数据源相连接，自动获取场景数据，并按照一定规则对场景数据进行切片存储，生成场景信息。

（2）健康提醒生成。基于用户场景信息，在推理机规则的作用下生成与场景相匹配的健康管理提醒。饮食、起居、运动和用药提醒综合构成老人的健康管理方案。

（3）方案实施反馈。收集用户反馈的方案实施情况信息，为后续的健康管理流程优化方案奠定基础。

（4）用户分类管理。为了提升效率，并保护老人的隐私，对不同角色的用户进行分层管理。在读取数据方面，老人、子女、医生可对场景信息、健康方案、方案实施情况进行查看。具体的场景信息包括老人的个人基本信息、个人健康信息、穿戴、活动、运动特征、位置信息、室外环境、容器环境；健康方案信息包括提醒时间、提醒内容、紧急程度属性。方案实施反馈情况目前包括实施次数统计信息。老人的护理人员可查看健康方案及实施情况。在数据输入方面，老人、护理人员可反馈方案实施情况；医生可依据老人场景数据提出或修改健康提醒。

（5）紧急情况处理。当老人处于摔倒、疾病突发等紧急情况时，向医生、护理人员、子女发送紧急提醒，从而帮助老人应对突发情况，挽救生命。

根据对基本功能的描述，可得系统的功能划分图如图 7-7 所示。

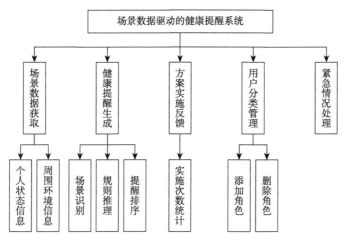

图 7-7　场景数据驱动的健康提醒系统功能划分图

场景数据驱动的健康提醒系统的总体业务流程框架如图 7-8 所示。系统的基础信息包括老人的个人基本信息、个人健康信息、穿戴信息、活动信息、运动特征信息、位置信息、容器环境信息、室外环境信息以及专业书籍、专业文献以及主治医师建议中的提醒知识信息。其中，个人基本信息通过查询用户的电子病历、健康档案等获取；个人健康信息、穿戴信息、活动信息、运动特征信息、位置信息、容器环境信息通过可穿戴设备、环境监测设备等物联网设备的数据接口获取；位置信息通过定位系统获取；室外环境信息通过当地气象网站数据接口获取。将获取的场景数据整合后存储于场景数据库中。从专业书籍、专业文献以及主治医师建议中提取出提醒知识，将其结构化表示后存储于提醒规则数据库中。基于场景数据与提醒规则数据，在推理机的作用下将场景数据与规则数据的前提部分进行匹配，若匹配成功，则生成规则结论部分的提醒。将生成的提醒信息存储于提醒数据库中。

场景推理业务流程图如图 7-9 所示。首先，分别从提醒规则数据库和场景数据库中提取需要进行推理的数据，存入临时数据库中。其次，将临时数据库中的场景数据与规则的前提部分进行匹配。若匹配成功，则生成规则结论部分的提醒，并将其存入提醒数据库，此后再进行场景数据与下一条规则的数据提取与匹配；

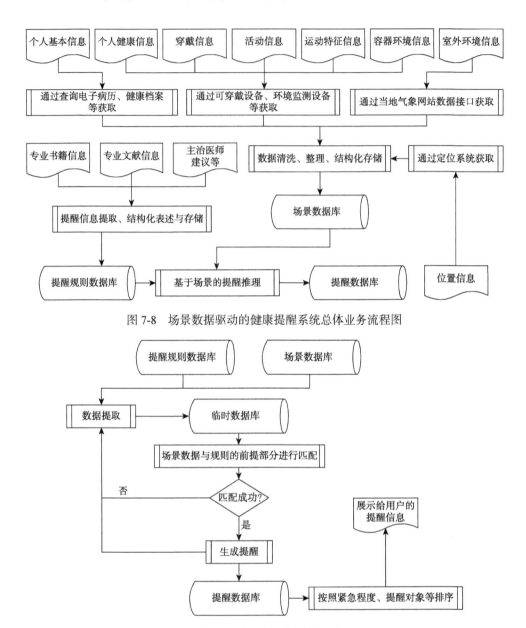

图 7-8　场景数据驱动的健康提醒系统总体业务流程图

图 7-9　场景推理业务流程图

若匹配失败，则直接进行与下一条规则的匹配。最后，提醒数据库中存储的匹配成功的提醒，按照紧急程度、提醒对象等排序展示给相应用户。

由图 7-8 系统总体业务流程图及图 7-9 场景推理业务流程图可知，场景数据驱动的健康提醒系统的数据输入为个人基本信息、个人健康信息、穿戴信息、活动信息、运动特征信息、位置信息、室外环境信息、容器环境信息以及专业书籍、专业文献以及主治医师建议中的提醒知识信息，数据输出为健康提醒信息。

数据库设计指根据给定的应用环境和需求，设计出合理的数据库模式，使之能够有序、高效地存储数据，且能在给定的应用环境中稳定运行。设计出的数据表必须满足三个范式的要求，并且能够标准、全面、规范地存储信息。本系统采用关系数据模型对数据库进行规范化设计，并利用 SQL Server 工具实现数据库的基本功能。基于第 3 章的场景模型，并结合实际使用需求，使用 E-R 模型对提醒系统的概念结构设计表示如图 7-10 所示。由于图形篇幅限制，仅展示 E-R 模型中的部分有代表性的属性。

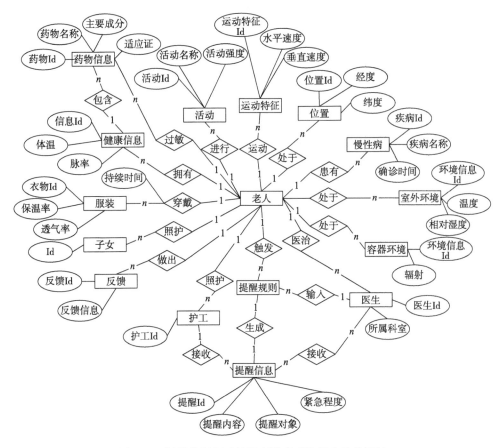

图 7-10　场景数据驱动的健康提醒系统概念结构设计

依据从 E-R 图向关系模型转换的规则并基于前文中的场景模型及概念结构设计，健康提醒系统需包含以下核心数据表：老人基本信息表、老人健康信息表、穿戴信息表、活动数据表、运动特征数据表、位置信息表、室外环境信息表、容器环境信息表、提醒规则表、提醒表、反馈信息表、服用药物信息表、过敏信息表。基础性的数据表包括服装信息表、药物基本信息表、慢性病表。用户角色类的数据表包含医生表、护理人员表以及子女表。在这些数据表中，主键属性的属性值均由系统自动分配生成，且不可更改。在 E-R 图向关系模型的转换中，针对一对多的关系，可将其转换为一个独立的关系模式，也可将其并入 n 端的关系模式，并用联合主键来标识信息的唯一性。由于文章篇幅及结构的限制，书中仅对部分数据表结构进行展示，其他数据表结构见附录三。

表 7-13 展示的老人基本信息表是由概念结构中的"老人"实体转化得到的，包含老人 Id、性别、年龄、血型、文化程度、身高、体重、体脂率、BMI、日常生活能力、综合功能、神经功能缺损及过敏原属性。其中，老人 Id 由系统自动分配，且不可更改；性别、年龄、文化程度可通过调取老人的户籍信息获取；血型、身高、体重等可通过智能测量设备或调取健康档案获取；日常生活能力、综合功能等属性可通过调取老人的电子病历获取。

表 7-13　老人基本信息表数据结构

字段说明	字段名称	数据类型	非空	属性	说明
老人 Id	ElderlyIdentifier	int	是	主键	系统自动分配
性别	Sex	int	否		1 表示男；2 表示女
年龄	Age	int	否		调取老人户籍信息
血型	BloodType	varchar(2)	否		通过智能测量设备或调取健康档案获取
文化程度	EducationDegree	varchar(5)	否		通过调取老人的户籍信息获取
身高	Height	float	否		通过智能测量设备或调取健康档案获取
体重	Weight	float	否		通过智能测量设备或调取健康档案获取
体脂率	FatPercentage	float	否		
BMI	BMI	float	否		
日常生活能力	LivingAbilities	int	否		通过调取老人的电子病历获取
综合功能	ComprehensiveFunction	int	否		通过调取老人的电子病历获取
神经功能缺损	NeurologicalDeficit	int	否		
过敏原	Allergen	varchar(10)	否		

注：表中数据类型 int 代表整数；varchar 代表字符变量；float 代表浮点数

表 7-14 是老人健康信息表的数据结构，包含健康信息 Id、老人 Id、体温、脉搏、收缩压、舒张压、血氧饱和度、呼吸、疲劳程度属性。其中，健康信息 Id、老人 Id 分别是主键和外键，二者的组合构成了健康信息的唯一标识。健康信息表中的属性均通过可穿戴设备传感器的数据接口获取。老人健康信息表主要记录老

人生命体征数据，需要通过各感测设备实时采集。

表 7-14 老人健康信息表数据结构

字段说明	字段名称	数据类型	非空	属性	说明
健康信息 Id	HealthInfoId	int	是	主键	系统自动分配
老人 Id	ElderlyIdentifier	int	是	外键	系统自动分配
体温	BodyTemperature	int	否		通过可穿戴设备的数据接口获取
脉搏	Pulse	int	否		
收缩压	SysPresure	int	否		
舒张压	DiaPresure	int	否		
血氧饱和度	BloodOxygen	int	否		
呼吸	Breath	int	否		
疲劳程度	Fatigue	varchar(10)	否		

注：表中数据类型含义同表 17-3

表 7-15 是老人服药信息表数据结构。老人的服药信息表包含老人 Id、药物 Id、药物用法、药物用量、服用开始时间、服用结束时间、服用频率属性。其中，药物 Id、老人 Id 共同构成了服药信息表的主键。服药信息表中的其他属性均通过药物说明书或者主治医师的医嘱获取。服药信息表主要记录老人应该在什么时间服用什么药的信息，为生成用药提醒奠定信息基础。

表 7-15 老人服药信息表数据结构

字段说明	字段名称	数据类型	非空	属性	说明
老人 Id	ElderlyIdentifier	int	是	主键	系统自动分配
药物 Id	MedicineId	int	是	主键	系统自动分配
药物用法	DrugUsage	varchar(10)	否		如外敷、口服等。通过主治医师的医嘱或药物说明书获取
药物用量	DrugDosage	float	否		如 3.5mg/次
服用开始时间	DrugStartTime	datetime	否		如 3 月 1 日
服用结束时间	DrugEndTime	datetime	否		如 3 月 15 日
服用频率	DrugFrequency	float	否		如 6h/次

注：表中数据类型 datetime 代表日期，其他同表 7-13

表 7-16 是老人运动特征信息表数据结构，包含运动特征 Id、老人 Id、动作向量、x 轴加速度、y 轴加速度、z 轴加速度、水平速度、垂直速度属性。其中，运动特征 Id、老人 Id 分别是主键和外键，共同构成了运动特征信息的唯一标识。动作向量、水平速度、垂直速度属性值通过连接无线监测设备的数据接口获取。x、y、z 轴加速度通过加速度计的数据接口获取。运动特征信息表记录的是老人在某一时刻的运动状态信息。

表 7-16 老人运动特征信息表数据结构

字段说明	字段名称	数据类型	非空	属性	说明
运动特征 Id	SportsFeatureId	int	是	主键	系统自动分配
老人 Id	ElderlyIdentifier	int	是	外键	系统自动分配
动作向量	MotionVector	varchar(300)	否		通过连接无线监测设备的数据接口获取
x 轴加速度	XAxisAcce	float	否		
y 轴加速度	YAxisAcce	float	否		通过加速度计的数据接口获取
z 轴加速度	ZAxisAcce	float	否		
水平速度	HorVelocity	float	否		通过连接无线监测设备的数据接口获取
垂直速度	VerVelocity	float	否		

注：表中数据类型同表 17-3

表 7-17 是老人室外环境信息表的数据结构，主要记录某一时刻老人的室外环境中各指标的值。该表中属性通过当地气象网站的数据接口获取。表 7-18 是老人的反馈信息表，用于记录针对某一被提醒老人的实施情况，存储了对老人的提醒，针对没有实施的情况，初步存储未实施的原因信息，如提醒错误、提醒时间不合适等。

表 7-17 老人室外环境信息表数据结构

字段说明	字段名称	数据类型	非空	属性	说明
室外环境 Id	OutEnvironId	int	是	主键	系统自动分配
老人 Id	ElderlyIdentifier	int	是	外键	系统自动分配
气温	OutTemp	float	否		
相对湿度	OutHumidity	float	否		
降水量	Precipitation	float	否		
PM$_{2.5}$	OutPm	float	否		
风力	OutWindPower	float	否		通过当地气象网站的数据接口获取
风向	OutWindDirection	varchar(10)	否		
噪声	OutNoise	float	否		
紫外线指数	OutUv	int	否		
天气情况	OutWeather	varchar(10)	否		
空气质量指数	OutAirQuality	float	否		

注：表中数据类型同表 17-3

表 7-18 老人提醒实施情况反馈信息表数据结构

字段说明	字段名称	数据类型	非空	属性	说明
反馈信息 Id	FeedBackId	int	是	主键	系统自动分配
老人 Id	ElderlyIdentifier	int	是	外键	系统自动分配
提醒 Id	AlertId	int	是	外键	系统自动分配
是否实施	Implementation	varchar(1)	是		1 表示已实施；0 表示未实施

续表

字段说明	字段名称	数据类型	非空	属性	说明
未实施原因	ReasonsNotImplementing	varchar(1)	否		1 表示提醒错误；2 表示时间不合适；3 表示难度太大；4 表示其他

注：表中数据类型同表 17-3

　　将系统实现部分的工作具体分为用户客户端实现、数据库实现、前端与数据库的数据交互实现以及推理算法实现。在用户客户端实现方面，本书主要实现了老人端的页面。子女端、护理人员端与老人端结构类似，因此大部分脚本代码可以复用。本书在 SQL Server 中对设计的数据库进行了实现，并在 Visual Studio 中实现了部分数据交互功能及推理算法。在系统开发工作完成后，对实现的系统功能进行了测试，结果显示系统能够正常运行。

　　图 7-11 是老人客户端部分页面的展示效果图，分别为个人信息展示页面、个人信息修改页面、提醒信息展示页面、场景信息展示页面。提醒信息展示页面按照紧急程度由高到低的顺序展示了系统根据老人场景实时生成的提醒信息。提醒信息展示页面是实现系统功能的核心页面。各场景信息展示页面可供老人查询场景信息，并对部分可由用户修改的指标进行修改。系统中的大部分场景数据都通过可穿戴设备、环境监测设备、加速度计等物联网设备，以及气象网站等互联网数据接口获取，基本不需要老人通过客户端操作。这样可减小老人的学习难度，提升系统的可用性。

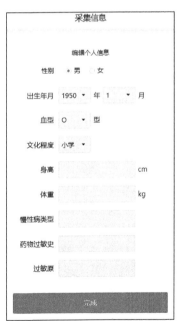

（a）个人信息展示页面　　　　　（b）个人信息修改页面

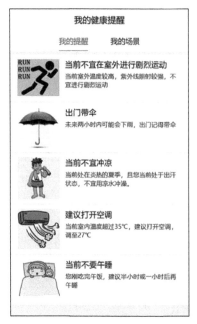

（c）提醒信息展示页面　　　　　　（d）场景信息展示页面

图 7-11　老人客户端页面实现图

7.4　本 章 小 结

　　本章主要解决场景数据驱动的健康提醒系统设计及实现问题，具体包括设计方法、需求分析、系统设计、系统实现及测试。在设计方法方面，根据信息系统设计理论，采用包含核心理论、元需求、元设计以及可测试的假设的系统设计框架，对系统进行设计。在需求分析方面，充分考虑空巢老人用户的需求特点及对新技术的接受能力，将系统需求概括为五个方面，分别为：①场景数据的收集、整理与存储；②依据老人的场景信息生成并展示与之匹配的健康管理方案；③收集老人对健康方案实施情况的反馈；④管理系统数据，针对不同用户，赋予相应权限；⑤紧急情况识别与处理。在系统设计方面，从系统架构、基本功能、业务流程、数据库的角度对系统进行设计。在系统架构方面，从逻辑架构和技术架构两方面进行架构设计。系统逻辑架构包含基础层、支撑层、应用层、表现层及接入层；系统的技术架构包含前端 UI、表现层、业务层、数据层及运行环境五个部分。在业务流程设计方面，主要对系统的总体业务流程以及核心的推理业务流程进行了设计。在数据库设计方面，基于前序章节中设计的场景模型，以及对系统的需求分析，将系统抽象为关系模型并用 E-R 图表示。依据 E-R 图向关系模型的转换规则将概念模型转化为数据表，得出系统应包含的必需的数据表有老人基本信息表、老人健康信息表、穿戴信息表、活动数据表、运动特征数据表、位置信息表、室外环境信息表、容器环境信息表、提醒规则表、提醒表、反馈信息表、服用药物信息表、过敏信息表等。依据系统设计结果，采用 SQL Server 2018 及 Visual Studio 2015 工具进行系统开发，实现需求分析中所提到的功能。计划的系统开发任务完成后，对系统进行测试，保证其满足需求。

第8章　总结与展望

随着社会经济发展水平以及医疗水平的显著提升，我国人民生活水平也大幅度提高。但是，随着我国人口老龄化进程的逐渐加深，越来越多的普通大众为慢性病所扰，其中，尤以心血管病对人体健康的影响最为严重。心血管病的特点是慢性终身，需要预防养生和社区防治相结合的管理策略，预防养生优于病后治疗。因此，从个人健康管理入手，是心血管病防治的最佳途径。

随着互联网技术的快速进步和普及，基于网络的健康管理知识也呈现爆炸式增长。这些知识来源众多，准确性也无法保证，有时甚至会存在相互矛盾的知识，因而人们难以找到适合个体所需的高质量健康管理知识。目前国内外基于互联网的公众健康管理平台有很多，但这些平台推荐的饮食、运动类的健康管理知识大多是定性的、通用化的，定量化和个性化严重不足，无法根据个体健康情况和外部环境确定每日运动方法和膳食的摄入种类以及相对应的最佳运动时间和最佳饮食摄入量，也缺乏可行的实施操作方法和流程，导致用户实际上无法有效利用这些知识进行自我健康管理。

为了解决上述问题，本书构建了基于心血管病领域的知识库模型（领域本体库）来逻辑化和结构化该领域的健康管理方案知识。为了构建领域本体，本书基于骨架法的基本流程，同时也参考了七步法提出的构建过程和内容。为了尽可能全面地涵盖心血管病领域的健康管理方案知识，查阅了大量专业的健康管理书籍、期刊和国家公布的权威指南，同时也广泛咨询了相关领域专家。开发的领域本体库的核心本体为健康管理方案本体，还包含疾病、药物、食材、菜谱、运动、个体检测标准等基础本体，此外，还包含个体健康特征和环境特征本体。

为了验证领域本体库的有效性和实用性，本书详细设计、开发、测试和使用了基于该领域本体库的健康管理方案知识库系统平台。详细设计部分包括架构设计、功能设计、业务流程设计和数据库设计。在开发阶段，系统基于 B/S 架构，采用 MVC 框架模式对系统进行了代码实现。在系统测试和上线使用阶段，招募了专门的知识录入员和审核员进行操作。最终的测试和实际使用结果表明，基于领域本体知识库模型开发的健康管理方案知识库系统，能够有效地把用户人工抽取的健康管理方案知识按照领域本体结构录入进知识库系统。经过近两个月的正式使用，系统积累了 1500 多条心血管病领域的健康管理方案知识，知识表示能力近似达到 90.8%，同时为后续个性化健康管理方案智能生成提供了数据基础。

为了解决个性化健康管理方案智能生成的效率问题，本书采用基于模糊 Petri 网的知识推理方法和智能推荐算法生成个性化健康管理方案。通过构建推理网络、设置初始状态向量、知识推理、饮食方案筛选与排序和健康管理方案输出五个步骤完成了包括个性化运动、饮食、生活起居和辅助用药方案的智能生成。在方案输出环节详细阐述了具体的方案输出规则，尤其是饮食方案和运动方案的输出规则处理。最后基于一名心血管病患者案例对整个方案生成过程进行了详细说明。

结合运动医学和营养学的研究成果以及相关可行性分析，本书的方案定量化主要从运动和饮食定量化两个方面展开。本书在健康管理运动方案和饮食方案智能生成的基础上，构建了运动量化和饮食量化的具体模型。运动量化目标为达到或保持标准体重（目标 BMI）。根据《中国成人身体活动指南》推荐的每日运动总量以及每日推荐能量净消耗，运用非线性规划方法确定了个体运动量化模型。该模型充分考虑到了每个用户不同的运动目标，对模型求解可以得出用户的最优运动时间。基于定量化后的运动方案，本书以目标体重（目标 BMI）下的能量消耗作为每日饮食能量摄入的最优值，以《中国居民膳食指南（2016）》中对各类饮食每日摄入量的推荐范围为约束条件确定了个体饮食量化模型。最后也通过一个应用案例对量化过程进行了说明和验证。为了验证个性化健康管理方案智能生成以及运动、饮食方案定量化结果的合理性，本书把基于十名真实心血管病患者案例生成的个性化健康管理方案和运动、饮食方案定量化结果整理成了评价表的形式，交由课题组合作医院的心血管内科的医生、健康管理中心的公共营养师和康复理疗师做评价，评价结果证明了其科学性和有效性。

参 考 文 献

[1] 胡盛寿，高润霖，刘力生，等.《中国心血管病报告 2018》概要[J]. 中国循环杂志，2019，34（3）：209-220.

[2] 吴兆苏. 多重心血管病危险综合防治建议[J]. 中华心血管病杂志，2006，（12）：1061-1071.

[3] 严慈庆. 健康管理与健康风险评估[J]. 健康研究，2018，38（1）：1-8.

[4] 健康中国行动推进委员会. 健康中国行动（2019—2030 年）：总体要求、重大行动及主要指标[J]. 中国循环杂志，2019，34（9）：846-858.

[5] 姚震，陈林. 我国心血管疾病现状与展望[J]. 海南医学，2013，24（13）：1873-1876.

[6] 刘艳飞. 健康管理服务业发展模式研究[D]. 上海：上海社会科学院，2016.

[7] 张山，马骋宇，郑云珩. 互联网医疗健康平台医院声誉排名有效性比较[J]. 中国医院，2019，23（9）：12-15.

[8] Sun L Y, Lee E W, Zahra A, et al. Risk factors of cardiovascular disease and their related socio-economical，environmental and health behavioral factors：focused on low-middle income countries- a narrative review article[J]. Iranian Journal of Public Health, 2015, 44（4）：435-444.

[9] Peterson L M, Matthews K A, Derby C A, et al. The relationship between cumulative unfair treatment and intima media thickness and adventitial diameter：the moderating role of race in the study of women's health across the nation[J]. Health Psychology，2016，35（4）：313-321.

[10] Tomfohr L M, Pung M A, Dimsdale J E. Mediators of the relationship between race and allostatic load in African and White Americans[J]. Health Psychology，2016，35（4）：322-332.

[11] 吴钢. 健康与健康管理[J]. 江苏预防医学，2005，16（3）：75-77.

[12] Hunter D J, Brown J. A review of health management research[J]. European Journal of Public Health，2007，17：33-37.

[13] 黄建始. 什么是健康管理师?（二）[J]. 健康管理，2010，（5）：14-15.

[14] 黄奕祥. 健康管理：概念界定与模型构建[J]. 武汉大学学报（哲学社会科学版)，2011，64（6）：66-74.

[15] Chapman L S. Population health management and the role of the case manager[J]. The Case Manager，1999，10（6）：60-63.

[16] 任华云，邓华，刘华. 健康管理在高血压人群中的应用报告[J]. 中国预防医学杂志，2010，11（11）：1173-1175.

[17] Pari D H, Burstein F, Zaslavsky A, et al. Development and evaluation of ontology for intelligent

decision support in medical emergency management for mass gatherings[J]. Decision Support Systems, 2013, 54（2）: 1192-1204.

[18] Zerger A, Smith D I. Impediments to using GIS for real-time disaster decision support[J]. Computers, Environment and Urban Systems, 2003, 27（2）: 123-141.

[19] Diaz M A C, Antonelli L, Sanchez L E. Health ontology and information systems: a systematic review[J]. IEEE Latin America Transactions, 2017, 15（1）: 103-120.

[20] Hammami R, Bellaaj H, Kacem A H. Interoperability for medical information systems: an overview[J]. Health and Technology, 2014, 4（3）: 261-272.

[21] Sen P S, Banerjee S, Mukherjee N. Ontology-driven approach to health data management for remote healthcare delivery[R]. New York: Association for Computing Machinery, 2017.

[22] 咸珂. 基于本体的健康知识库自动构建方法研究[D]. 哈尔滨: 哈尔滨工业大学, 2016.

[23] 周钧. 基于本体的临床医学案例知识库研究[D]. 杭州: 浙江工业大学, 2012.

[24] 李新霞. 基于本体的中医学脾胃病知识库的构建[D]. 南京: 南京理工大学, 2008.

[25] 刘鸿燕. 基于临床指南的高血压医学知识库设计研究[D]. 北京: 北京协和医学院, 2017.

[26] Miller N, Lacroix E M, Backus J E B. MEDLINEplus: building and maintaining the National Library of Medicine's consumer health Web service[J]. Bulletin of the Medical Library Association, 2000, 88（1）: 11-17.

[27] 程坤, 兰小筠. 国外网络用户健康信息服务研究进展及启示[J]. 中华医学图书情报杂志, 2009, 18（1）: 59-62, 70.

[28] Brennan P F, Moore S M, Bjornsdottir G, et al. HeartCare: an Internet-based information and support system for patient home recovery after coronary artery bypass graft（CABG）surgery[J]. Journal of Advanced Nursing, 2001, 35（5）: 699-708.

[29] Bell J A, Patel B, Malasanos T. Knowledge improvement with web-based diabetes education program: brainfood[J]. Diabetes Technology & Therapeutics, 2006, 8（4）: 444-448.

[30] Morris T A, Guard J R, Marine S A, et al. Approaching equity in consumer health information delivery: net wellness[J]. Journal of the American Medical Informatics Association, 1997, 4（1）: 6-13.

[31] Tang P C, Black W, Buchanan J, et al. PAMFOnline: Integrating EHealth with an electronic medical record system[R]. American Medical Informatics Association Annual Symposium, 2003.

[32] Murdoch T B, Detsky A S. The inevitable application of big data to health care[J]. JAMA, 2013, 309（13）: 1351.

[33] 马利, 崔志伟, 毛树松. 我国医学知识库应用现状研究[J]. 医学信息学杂志, 2013, 34（11）: 55-59.

[34] Wand Y, Monarchi D E, Parsons J, et al. Theoretical foundations for conceptual modelling in information systems development[J]. Decision Support Systems, 1995, 15（4）: 285-304.

[35] Gruber T R. Toward principles for the design of ontologies used for knowledge sharing?[J]. International Journal of Human-Computer Studies, 1995, 43（5/6）: 907-928.

[36] Dzemydiene D, Kazemikaitiene E. Ontology-based decision support system for crime investigation processes[M]//Vasilecas O, Wojtkowski W, Zupančič J, et al. Information Systems Development.

New York: Springer-Verlag, 2006：427-438.

[37] Jurisica I, Mylopoulos J, Yu E. Ontologies for knowledge management: an information systems perspective[J]. Knowledge and Information Systems, 2004, 6（4）：380-401.

[38] Ceccaroni L, Cortés U, Sànchez-Marrè M. OntoWEDSS: augmenting environmental decision-support systems with ontologies[J]. Environmental Modelling & Software, 2004, 19（9）：785-797.

[39] Majerowicz A. Developing an ICD-10-CM/PCS coder training strategy[J]. Journal of AHIMA, 2011, 82（4）：58-60.

[40] 李丹亚, 胡铁军, 李军莲, 等. 中文一体化医学语言系统的构建与应用[J]. 情报杂志, 2011, 30（2）：147-151.

[41] 方青. 基于本体论的中医药一体化语言系统[D]. 杭州：浙江大学, 2004.

[42] 王喜荣. 中医药一体化语言系统：治则治法本体构建研究[D]. 广州：广州中医药大学, 2011.

[43] 来建梅. 基于领域本体的中医骨伤知识库的研究与构建[D]. 济南：山东中医药大学, 2013.

[44] 周肖彬, 曹存根. 基于本体的医学知识获取[J]. 计算机科学, 2003, 30（10）：35-39, 54.

[45] Lee C S, Wang M H, Hagras H. A type-2 fuzzy ontology and its application to personal diabetic-diet recommendation[J]. IEEE Transactions on Fuzzy Systems, 2010, 18（2）：374-395.

[46] El-Sappagh S, Elmogy M M, Riad A M, et al. A preparation framework for EHR data to construct CBR case-base[M]//Hassanien A E, Gaber T. Handbook of Research on Machine Learning Innovations and Trends. Hershey: IGI Global, 2017：345-378.

[47] El-Sappagh S, Elmogy M. A fuzzy ontology modeling for case base knowledge in diabetes mellitus domain[J]. Engineering Science and Technology, an International Journal, 2017, 20（3）：1025-1040.

[48] Hempo B, Arch-int N, Arch-int S, et al. Personalized care recommendation approach for diabetes patients using ontology and SWRL[C]//Kim K. Information Science and Applications. Heidelberg: Springer, 2015：959-966.

[49] 肖晓霞, 晏峻峰, 梁昊, 等. 基于中医治未病理论的个人健康知识库构建思路[J]. 中华中医药杂志, 2017, 32（6）：2587-2590.

[50] 赵晖, 俞思伟. 慢病知识库系统构建研究[J]. 中国数字医学, 2017, 12（3）：42-43, 114.

[51] 王东升, 刘亮亮, 曹敢, 等. 基于领域本体的心血管疾病辅助诊断系统[J]. 微计算机信息, 2008, 24（1）：276-277, 251.

[52] 徐彬锋, 温志浩, 罗小刚, 等. 基于本体的医学知识库构建及应用[J]. 北京生物医学工程, 2011, 30（6）：618-623.

[53] 郑鑫. 辅助医疗系统中的知识库构建及应用研究[D]. 南京：东南大学, 2017.

[54] 张兴厅, 雷健波. 公众健康知识库研究综述[J]. 中国卫生信息管理杂志, 2017, 14（3）：413-417.

[55] 郭会雨, 张文举, 李娜. 我国医学领域本体研究的文献计量分析[J]. 华南国防医学杂志, 2011, 25（1）：92-94.

[56] 拉塞尔 N. 人工智能：一种现代的方法[M]. 姜哲, 金奕江, 张敏, 等译. 北京：人民邮电出版社, 2010：165-168.

[57] Shortliffe E H. Conclusion[M]//Shortliffe E. Computer-Based Medical Consultations：MYCIN.

Amsterdam: Elsevier，1976：233-241.

[58] 王婉婷. 故障诊断逻辑推理知识的在线更新方法初探[D]. 武汉：华中科技大学，2012.

[59] Gong F，Wang M，Wang H F，et al. SMR: medical knowledge graph embedding for safe medicine recommendation[J]. Big Data Research，2021，23：100174.

[60] Bichindaritz I，Montani S，Portinale L. Special issue on case-based reasoning in the health sciences[J]. Applied Intelligence，2008，28（3）：207-209.

[61] Frize M，Walker R. Clinical decision-support systems for intensive care units using case-based reasoning[J]. Medical Engineering & Physics，2000，22（9）：671-677.

[62] Kim H K，Im K H，Park S C. DSS for computer security incident response applying CBR and collaborative response[J]. Expert Systems with Applications，2010，37（1）：852-870.

[63] 俞泉，何钦铭，张宝荣. CBR 技术在临床辅助诊断中的应用研究[J]. 计算机应用与软件，2005，22（3）：65-66，92.

[64] Wicks P，Vaughan T E，Massagli M P，et al. Accelerated clinical discovery using self-reported patient data collected online and a patient-matching algorithm[J]. Nature Biotechnology，2011，29（5）：411-414.

[65] El-Sappagh S，Kwak D，Ali F，et al. DMTO: a realistic ontology for standard diabetes mellitus treatment[J]. Journal of Biomedical Semantics，2018，9（1）：1-30.

[66] Husain W，Wei L J，Cheng S L，et al. Application of data mining techniques in a personalized diet recommendation system for cancer patients[R]. Penang：IEEE Colloquium on Humanities, Science and Engineering，2011.

[67] 高俊杰，邓贵仕. 基于本体的范例推理系统研究综述[J]. 计算机应用研究，2009，26（2）：406-410，418.

[68] 王炳和，相敬林. 基于神经网络方法的人体脉象识别研究[J]. 西北工业大学学报，2002，20（3）：454-457.

[69] 韦玉科，汪仁煌，陈群，等. 基于竞争神经网络的中医智能诊断推理新方法[J]. 计算机工程与应用，2006，42（7）：224-226.

[70] 徐德智，汪智勇，王斌. 当前主要本体推理工具的比较分析与研究[J]. 现代图书情报技术，2006，（12）：12-15，77.

[71] 李博，李科，曾东，等. 基于语义关系的高血压临床指南知识库构建[J]. 中国数字医学，2013，8（9）：64-67.

[72] 冯贞贞. 基于本体的临床路径知识库的研究与构建[D]. 苏州：苏州大学，2012.

[73] Eriksson H. Using JessTab to integrate protege and jess[J]. IEEE Intelligent Systems，2003，18（2）：43-50.

[74] 肖敏. 基于本体推理的健康监测平台的研究与实现[D]. 长春：吉林大学，2013.

[75] 许德山，乔晓东，朱礼军，等. 本体推理在知识检索中的应用[J]. 现代图书情报技术，2009，（1）：58-63.

[76] 韩崇昭，朱洪艳，段战胜. 多源信息融合[M]. 2 版. 北京：清华大学出版社，2010.

[77] Petri C A. Kommunikation mit automaten[D]. Bonn: University of Bonn，1962.

[78] Talouki R N，Motameni H. Modeling sequence diagram in fuzzy uml to fuzzy petri-net for

calculating reliability parameter[J]. Research Journal of Applied Sciences, Engineering and Technology, 2013, 6（20）: 3703-3714.

[79] Koriem S M. A fuzzy petri net tool for modeling and verification of knowledge-based systems[J]. The Computer Journal, 2000, 43（3）: 206-223.

[80] Gao M M, Wu Z M, Zhou M. A Petri net-based formal reasoning algorithm for fuzzy production rule-based system[R]. Nashville: SMC 2000 IEEE International Conference on Systems, Man & Cybernetics, 2000.

[81] 贾立新, 薛钧义, 茹峰. 采用模糊 Petri 网的形式化推理算法及其应用[J]. 西安交通大学学报, 2003,（12）: 1263-1266.

[82] Sun J, Qin S Y, Song Y H. Fault diagnosis of electric power systems based on fuzzy Petri nets[J]. IEEE Transactions on Power Systems, 2004, 19（4）: 2053-2059.

[83] Li X G, Li C B, Liu F, et al. Modeling and quantification methods for carbon emission in machine tools manufacturing processes based on Petri nets[J]. Computer Integrated Manufacturing Systems, 2012, 18（12）: 2723-2735.

[84] 吴荣海. 加权模糊 Petri 网在不精确知识表示和推理中的应用研究[D]. 昆明: 云南师范大学, 2006.

[85] 秦丽娜. 秦医师细话: 心脑血管病的康复运动+饮食调养[M]. 长春: 吉林科学技术出版社, 2017: 111-112.

[86] Luo X J, Wang Z Z, Zhang J, et al. Applications of energy consumption code scale of physical activities in exercise prescription [J]. Journal of Beijing Sport University, 2013, 36（9）: 76-80.

[87] 王玥, 李结华, 张勇, 等. 运动康复强度对老年冠心病心功能及血脂的影响[J]. 安徽医学, 2018, 39（8）: 914-917.

[88] 中华人民共和国卫生部疾病预防控制局. 中国成人身体活动指南[M]. 北京: 人民卫生出版社, 2011.

[89] 国家体育总局. 全民健身指南[M]. 北京: 北京体育大学出版社, 2018.

[90] Cunha F A, Midgley A W, Monteiro W D, et al. The relationship between oxygen uptake reserve and heart rate reserve is affected by intensity and duration during aerobic exercise at constant work rate[J]. Applied Physiology, Nutrition, and Metabolism, 2011, 36（6）: 839-847.

[91] 李晓勇. 对运动适宜强度阈公式的讨论与研究[J]. 山西师大体育学院学报, 2010, 25（1）: 122-125.

[92] 中国营养学会. 中国居民膳食指南（2016）[M]. 北京: 人民卫生出版社, 2016.

[93] 中国营养学会. 中国居民膳食营养素参考摄入量（2023 版）[M]. 北京: 人民卫生出版社, 2023.

[94] 吕占斌. 个体膳食能量评估及群体膳食模式分析方法研究[D]. 北京: 北京理工大学, 2015.

[95] 中华人民共和国卫生部疾病预防控制局. 中国成人身体活动指南（节录）[J]. 营养学报, 2012, 34（2）: 105-110.

[96] Schofield W N. Predicting basal metabolic rate, new standards and review of previous work[J]. Human Nutrition Clinical Nutrition, 1985, 39（1）: 5-41.

[97] Church T S, Thomas D M, Tudor-locke C, et al. Trends over 5 decades in U.S. occupation-related

physical activity and their associations with obesity[J]. PLOS ONE，2011，6（5）：e19657.

[98] 刘康. 公共营养师[M]. 北京：中国劳动社会保障出版社，2007.

[99] 曲绵域，于长隆. 实用运动医学[M]. 4 版. 北京：北京大学医学出版社，2003.

[100] 邱俊强，杨俊超，路明月，等. 中国健康成年人身体活动能量消耗参考值[J]. 中国运动医学杂志，2022，41（5）：335-349.

[101] Studer R，Benjamins V R，Fensel D. Knowledge engineering: principles and methods[J]. Data & Knowledge Engineering，1998，25（1/2）：161-197.

[102] Pérez A G，Benjamins V R. Overview of knowledge sharing and reuse components：ontologies and problem-solving methods[R]. 16 th International Joint Conference on Artificial Intelligence，1999.

[103] Noy N F，McGuinness D L. Ontology development 101：a guide to creating your first ontology[EB/OL]. https://protege.stanford.edu/publications/ontology_development/ontology101.pdf[2024-03-13].

[104] Pinto H S，Martins J P. Ontologies: how can they be built?[J]. Knowledge and Information Systems，2004，6（4）：441-464.

[105] KACTUS. The KACTUS Booklet version 1.0. Esprit Project 8145 KACTUS[R]. 1996.

[106] Fernández-López M，Gómez-pérez A，Juristo N. METHONTOLOGY：from ontological art towards ontological engineering[R]. Palo Alto：AAAI-97 Spring Symposium Series，1997.

[107] 余凡. 领域本体构建方法及实证研究：以测绘学领域为例[D]. 武汉：武汉大学，2013.

[108] Ye Y，Yang D，Jiang Z B，et al. Ontology-based semantic models for supply chain management[J]. The International Journal of Advanced Manufacturing Technology，2008，37（11）：1250-1260.

[109] Maedche A，Staab S. Ontology learning for the semantic web[J]. IEEE Intelligent Systems，2001，16（2）：72-79.

[110] Kietz J U，Volz R，Maedche A. Extracting a domain-specific ontology from a corporate intranet[R]. Stroudsburg Association for Computational Linguistics，2000.

[111] 尚新丽. 国外本体构建方法比较分析[J]. 图书情报工作，2012，56（4）：116-119.

[112] Lee D，Cornet R，Lau F，et al. A survey of SNOMED CT implementations[J]. Journal of Biomedical Informatics，2013，46（1）：87-96.

[113] Hadzic M，Chang E. Ontology-based support for human disease study[C]//IEEE Computer Society. Proceedings of the 38th Annual Hawaii International Conference on System Sciences. Washington：IEEE Computer Society.

[114] 国家卫生计生委疾病预防控制局. 中国居民营养与慢性病状况报告（2015 年）[M]. 北京：人民卫生出版社，2015.

[115] 王琦. 中医体质辨识在公共卫生服务中的应用[J]. 福建中医药大学学报，2011，（2）：1-4.

[116] 王欢，江崇民，蔡睿，等. 不同职业人群的体力活动水平：基于加速度计和活动日志数据[J]. 体育科学，2016，36（5）：33-38.

[117] 中华人民共和国国家统计局. 中华人民共和国 2022 年国民经济和社会发展统计公报[EB/OL]. https://www.stats.gov.cn/sj/zxfb/202302/t20230228_1919011.html[2024-03-12].

[118] 霍维德 B. 超级复原力：简单有效的抗压行动法[M]. 傅婧瑛，译. 北京：人民邮电出版

社，2017.

[119] 姜德颖. 心血管病防治随身书[M]. 沈阳：辽宁科学技术出版社，2014.

[120] 杨长春，杨贵荣. 心脑血管病饮食宜忌[M]. 南京：江苏科学技术出版社，2016.

[121] Hevner A R, March S T, Park J, et al. Design science in information systems research[J]. MIS Quarterly, 2004, 28（1）: 75.

[122] Walls J G, Widmeyer G R, El Sawy O A. Building an information system design theory for vigilant EIS[J]. Information Systems Research, 1992, 3（1）: 36-59.

[123] 王涛. 分布式存储数据布局优化理论与方法研究[D]. 武汉：武汉大学，2015.

[124] Looney C G. Fuzzy Petri nets and applications[C]//Looney C G. Fuzzy Reasoning in Information, Decision and Control Systems. Netherlands: Springer, 1994: 511-527.

[125] Li X, Lara-Rosano F. Adaptive fuzzy Petri nets for dynamic knowledge representation and inference[J]. Expert Systems with Applications, 2000, 19（3）: 235-241.

[126] 黄璨. 大规模健康管理方案及定量操作知识的网络化转换研究[D]. 上海：上海交通大学，2016.

[127] 李国华，李佳旻. 冠心病的防治[M]. 济南：山东大学出版社，2015.

[128] Chen S M, Ke J S, Chang J F. Knowledge representation using fuzzy Petri nets[J]. IEEE Transactions on Knowledge and Data Engineering, 1990, 2（3）: 311-319.

[129] 徐欢. 基于模糊 Petri 网的专家系统知识推理及其应用[D]. 天津：天津科技大学，2007.

[130] 顾媛媛，张岚，陈海花，等. 老年心血管疾病患者康复运动的研究进展[J]. 护理管理杂志，2012, 12（1）: 28-29.

[131] Finger J D, Tylleskär T, Lampert T, et al. Dietary behaviour and socioeconomic position: the Role of Physical Activity Patterns[J]. PLOS ONE, 2013, 8（11）: e78390.

[132] 冯力新，袁定清. 一种个人健康膳食与运动能量平衡管理方法：CN201310477115.5[P]. 2014-03-26.

[133] 张沙骆. 老年运动与保健[M]. 北京：机械工业出版社，2017.

[134] 赵威.《2020 ESC 运动心脏病学和心血管疾病患者的体育锻炼指南》主要心血管病运动推荐[J]. 实用心脑肺血管病杂志，2020, 28（9）: 15, 20.

[135] 杨月欣，王光亚，潘兴昌. 中国食物成分表（第 1 册）[M]. 2 版. 北京：北京大学医学出版社，2009.

[136] 倪伟波. 我们到底该睡多久?[J]. 科学新闻，2015,（6）: 42-43.

[137] 王雁，任爱华，朱利月. 老年人 24 式简化太极拳能量消耗测定[J]. 中国康复医学杂志，2010, 25（8）: 744-746.

[138] 胡大一. 胡大一医生浅谈心脏健康[M]. 北京：中国轻工业出版社，2016.

[139] 中华人民共和国国家统计局. 中国统计年鉴 2020[M]. 北京：中国统计出版社，2020.

[140] 张车伟，宋福兴. 大健康产业蓝皮书：中国大健康产业发展报告（2018）[M]. 北京：社会科学文献出版社，2018.

[141] 国家卫生健康委员会官方微信. 健康中国行动推进委员会办公室召开新闻发布会，解读"健康中国行动"之老年健康促进行动有关情况[EB/OL]. https://mp.weixin.qq.com/s/DLI8B3rodiueHpqMBnbaCw[2019-07-29].

[142] 周成超，楚洁，刘冬梅，等. 城市社区空巢与非空巢老人卫生服务需要与利用比较：基于山东省济南市的抽样调查[J]. 中国卫生政策研究，2012，5（2）：24-29.

[143] 李晨，王娟娟，翟传明，等. 智慧养老产业发展现状及未来趋势[J]. 智能建筑与智慧城市，2020，（1）：84-87.

附　录　一

附表 1　中国居民平衡膳食宝塔（2016）

层别	类别	范围
第五层	盐	<6g
	油	25～30g
第四层	奶及奶制品	300g（液态奶 300g、酸奶 360g、奶粉 45g）
	大豆及坚果类	25～35g
第三层	畜禽肉	40～75g
	水产品	40～75g
	蛋类	40～50g
第二层	蔬菜类	300～500g
	水果类	200～350g
第一层	谷薯类	250～400g
	全主食和杂豆	50～150g
	薯类	50～100g
水		1500～1700ml

附 录 二

附表 2 常用日常生活、娱乐及工作活动代谢当量表

生活活动	Met	职业活动	Met	娱乐活动	Met
穿衣	3.6	秘书（文案）	1.6	打牌	1.5～2.0
静坐	1	织毛衣	3.4	拉小提琴	2.6
洗手	2	写作（坐）	2	跳绳	12
站立	1	焊接工	3.4	网球	6
淋浴	3.5	油漆工	4.5	乒乓球	4.5
上下床	1.65	木工	4.5	桌球	2.3
做饭	3	挖掘工	7.8	弹钢琴	2.5
散步（4km/h）	3	机器组装	3.4	羽毛球	5.5
跑步（9.7km/h）	10.2			游泳（慢）	4.5
骑车（慢）	3.5			游戏（快）	7
骑车（快）	5.7			有氧舞蹈	5～6

附 录 三

附表 3-1　疾病数据表结构

字段说明	字段名	数据类型	非空	属性	描述
疾病 Id	DiseaseId	int	是	主键	Identity（1,1），自动分配
专业名称	Name	varchar(20)	是	唯一	
其他名称	OthNames	varchar(50)	否		
科室	Dept	varchar(20)	是		
临床表现	Symptoms	text	是		
检查项目	examItems	varchar(50)	否		
并发症	Complications	text	否		
好发人群	Populations	varchar(100)	否		
总体患病率	PrevalRate	decimal(18,2)	否		
总体治愈率	CureRate	decimal(18,2)	否		
治疗周期	Cycle	int	否		单位统一为 d
治疗成本	Cost	int	否		单位统一为元

注：表中数据类型 int 代表整数；varchar 代表字符型变量；text 代表文本；decimal(18,2)代表带两位小数的数值

附表 3-2　疾病常用药品数据表结构

字段说明	字段名	数据类型	非空	属性	描述
疾病 Id	DiseaseId	int	是	外键	关联具体的疾病
药品 Id	DrugId	int	是	外键	关联具体的药品，DiseaseId 和 DrugId 的组合具有唯一性

附表 3-3　药品数据表结构

字段说明	字段名	数据类型	非空	属性	描述
药品 Id	DrugId	int	是	主键	Identity（1,1），自动分配
通用名	Name	varchar(20)	是	唯一	
成分	Composition	text	否		
不良反应	AdverseReact	text	否		
禁忌	Contraindic	text	否		
注意事项	Notes	text	否		

附表 3-4 药品生产厂商数据表结构

字段说明	字段名	数据类型	非空	属性	描述
药品 Id	DrugId	int	是	外键	关联具体的药品
商品名	OthNames	varchar(20)	是		不同厂商的商品名
药品生产厂商	Manufacturer	varchar(50)	是		
批准文号	ApprovalNum	varchar(20)	是		
性状	Description	varchar(200)	否		
剂型	Package	varchar(200)	否		
规格	Specification	varchar(200)	否		
用法	Usage	text	否		
用量	Dosage	text	否		
有效期	ValidMonths	int	否		单位统一为月
贮藏	Storage	text	否		

附表 3-5 常见身体运动(活动)数据表结构

字段说明	字段名	数据类型	非空	属性	描述
身体运动 Id	ExerciseId	int	是	主键	Identity（1,1），系统自动分配
运动名称	Exercise	varchar(20)	是	唯一	如 24 式太极拳
运动种类	Type	varchar(10)	是		有氧运动、力量运动、柔韧性运动
运动强度	Met	float	是		单位为 Met（梅托）
功效	Functions	text	是		
注意事项	Notes	text	否		
禁忌	Contraindic	text	否		如老年高血压患者禁止运动一开始就立即从事高于 7Met 的高强度有氧运动
适用人群	Population	varchar(100)	否		如高血压人群，肥胖人群

注：表中数据类型 float 代表浮点数；其他同附表 3-1

附表 3-6 食材标签数据表结构

字段说明	字段名	数据类型	非空	属性	描述
标签 Id	LabelId	int	—	主键	Identity（1,1）系统自动分配
标签名称	Name	varchar(20)	是	唯一	如酸性食物

附表 3-7　常见食材数据表结构

字段说明	字段名	数据类型	非空	属性	描述
食材 Id	IngreId	int	—	主键	Identity（1,1），系统自动分配
食材名称	Name	varchar(20)	是	唯一	
食材标签	Labels	varchar(50)	否		如酸性食物，高脂肪含量食物
所属类别	Category	varchar(10)	是		谷薯，蔬菜，水果，畜禽肉，水产品，蛋，豆制品，奶
能量	Energy	int	是		单位为 kcal/100g
蛋白质	Protein	int	是		单位为 mg/100g，以下同
脂肪	Fat	int	是		
碳水化合物	Carbo	int	是		
膳食纤维	Fiber	int	否		
胆固醇	Choles	float	否		

附表 3-8　常见相克食材数据表结构

字段说明	字段名	数据类型	非空	属性	描述
食材 Id	IngreId	int	是	外键	关联具体的食材
相克食材 Id	RestrId	int	是	外键	关联具体的相克食材，IngreId 和 RestrId 的组合具有唯一性

附表 3-9　菜谱数据表结构

字段说明	字段名	数据类型	非空	属性	描述
菜谱 Id	RecipeId	int	—	主键	Identity（1,1），系统自动分配
菜名	Name	varchar(20)	是	唯一	
其他名称 1	Name1	varchar(20)	否		
其他名称 2	Name2	varchar(20)	否		
三餐类别	Category	varchar(20)	是		
准备时间	Pretime	int	否		
烹饪时间	Cotime	int	否		
用餐人数	Diners	int	否		典型用量的建议用餐人数
适用人群	Population	varchar(100)	否		如高血压人群，肥胖人群

附表 3-10　菜谱食材成分数据表结构

字段说明	字段名	数据类型	非空	属性	描述
菜谱 Id	RecipeId	int	是	外键	关联具体的菜谱
成分类别	Category	varchar(10)	是		
食材 Id	IngreId	int	是	外键	关联具体的食材，RecipeId 和 IngreId 的组合具有唯一性
用量	Dosage	int	否		单位 g

附表 3-11　人体检测标准数据表结构

字段说明	字段名	数据类型	非空	属性	描述
年龄范围	AgeRange	varchar(20)	是		50～代表适合 50 岁以上（含 50）人群
性别	Gender	varchar(10)	否		
特殊时期	SpecPeriod	varchar(10)	否		如哺乳期或更年期或孕期
检测指标	examItem	varchar(20)	是		如空腹血糖，年龄范围、性别、特殊时期和检测指标的组合具有唯一性
正常值范围	ValueRange	varchar(20)	是		如 3.9～6.2
单位	Unit	varchar(20)	是		如 mmoL/L
异常等级 1	AbnormalL1	varchar(20)	否		
异常等级 1 范围	AbRange1	varchar(20)	否		
异常等级 2	AbnormalL2	varchar(20)	否		
异常等级 2 范围	AbRange2	varchar(20)	否		
异常等级 3	AbnormalL3	varchar(20)	否		
异常等级 3 范围	AbRange3	varchar(20)	否		

附表 3-12　天气数据表结构

字段说明	字段名	数据类型	非空	属性	描述
天气 Id	WeatherId	int	—	主键	Identity（1,1）系统自动分配
省	Province	varchar(10)	是		
城市	City	varchar(10)	是		
区县	County	varchar(10)	是		
时间	Time	datetime	是		
最高气温	HiTemp	int	是		
最低气温	LoTemp	int	是		
当前气温	Temperature	int	是		
天气状况	Weather	varchar(50)	是		
风况	Wind	varchar(50)	是		
当前风向	WindDir	varchar(50)	是		
风力	WindForce	int	是		×级
相对湿度	Humidity	int	是		×%
气压	AtmosPress	decimal(18,1)	是		×hPa
空气质量	AQI	int	是		
PM$_{2.5}$	PM25	int	是		

注：表中数据类型 datetime 代表日期；decimal(18,1)代表带一位小数的数值，其他同附表 3-1

附表 3-13　知识源文档数据表结构

字段说明	字段名	数据类型	非空	属性	描述
文档 Id	DocId	int	—	主键	Identity（1,1）系统自动分配
状态	Status	varchar(10)	是		包括：待处理、分配、下发
PDF 文件	PdfUrl	varchar(50)	是		知识源文档对应的 pdf 文件路径
Word 文件	WordUrl	varchar(50)	是		知识源文档对应的 word 文件路径
标题	Title	varchar(100)	否		知识源文档标题
上传人	UpUserId	int	是		文档上传的操作人
上传时间	UpTime	datetime	是		文档上传时间
录入员	UserId	int	否		此份文档分配的知识录入员（录入健康管理方案人员）
审核员 1	AuditorId1	int	否		此份文档分配的方案一审人员
审核员 2	AuditorId2	int	否		此份文档分配的方案二审人员

附　录　四

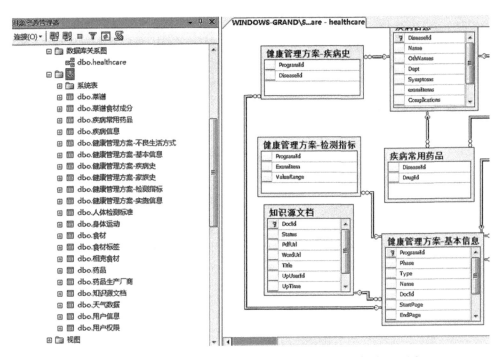

附图 4-1　个性化健康管理方案知识库系统数据库表和部分 E-R 图

附图 4-2 为最终的个性化健康管理方案知识库系统登录界面。勾选 "记住我的账号"，如果登录成功，则下次在同一台电脑上打开登录界面，系统会自动填充上次成功登录的用户名和密码。

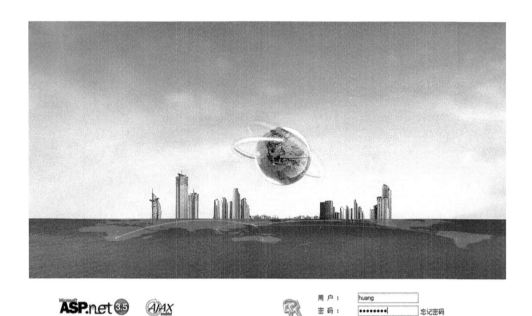

附图 4-2　个性化健康管理方案知识库系统登录界面

　　附图 4-3 为使用某一账号（图中账号为知识录入员）登录知识库系统成功后系统默认显示的"个人中心"页面。通过此页面可以显示登录的跟踪信息，如 IP 地址、登录时间等，同时还能清晰知晓分配给此账号的录入任务（显示分配给此账号的知识源文档）。

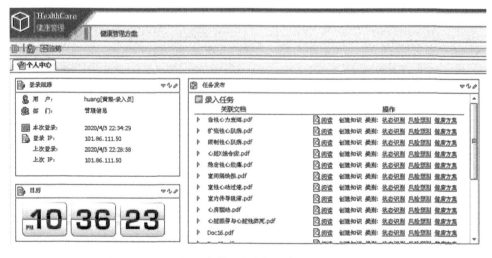

附图 4-3　个性化健康管理方案知识库系统个人中心界面

附图 4-4 为知识库系统知识文档管理界面，其中数据显示列表中的数据为已经上传的知识文档块。"状态"列即为该条知识文档块的当前状态，"类别"则均为健康方案，"PDF 文件名称"为上传的文档名（系统要求上传文件均为 PDF 文件，以便在线阅读）。"WORD 文件名称"为知识源文档的 WORD 文件。"上传人"记录的是上传文档的操作人，一般为管理员。"录入员、审核员 1、审核员 2"为管理员分配的该条知识文档的录入员、一审人员和二审人员。管理员可以批量分配录入员和审核员，只需选中数据列表中最左边的复选框，然后点击录入员和审核员单元格，在弹出的人员列表对话框中选择人员，然后点击对话框中的确定按钮，此时所有复选框处于选中状态的知识文档对应的录入员或审核员即全部设置为选中的人员。知识文档块设置完录入员和审核员后，管理员可以点击工具栏"状态"下拉菜单中的"下发"子菜单项，正式把该文档对应的知识抽取与录入任务下发给对应的录入员。

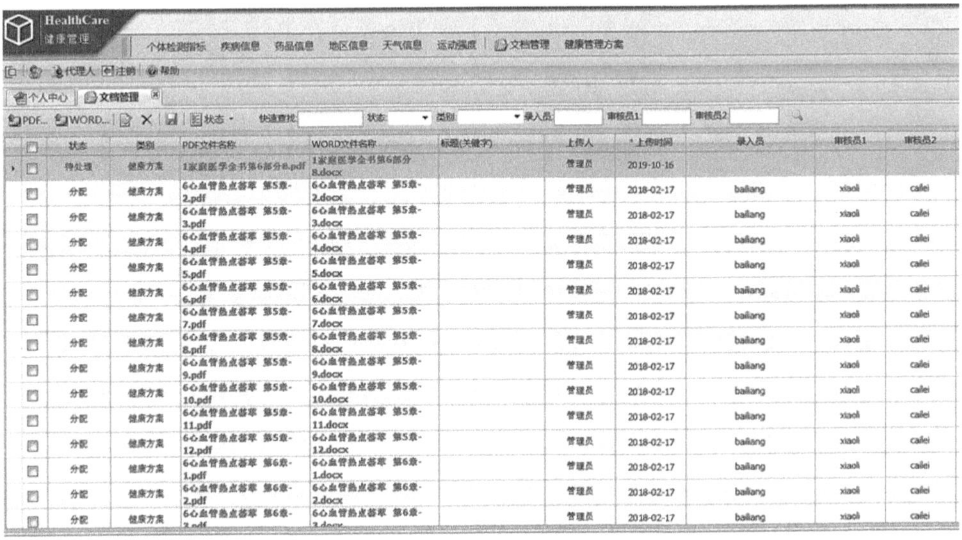

附图 4-4　个性化健康管理方案知识库系统知识源文档界面

附图 4-5 为抓取的天气信息界面，系统支持按照省、城市、区县和日期段（月份间隔）查询天气数据。

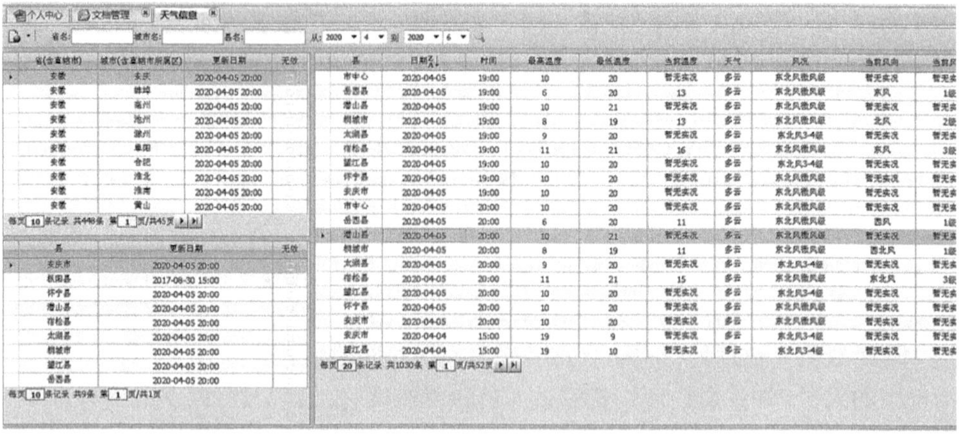

附图 4-5　个性化健康管理方案知识库系统天气信息界面